암 환자를 위한

은단침과
약손요법

암 환자를 위한
은단침과 약손요법

초판 1쇄 인쇄 2020년 10월 21일
초판 1쇄 펴냄 2020년 10월 28일

글 황인태

펴낸이 박종암
펴낸곳 도서출판 르네상스
출판등록 제410-30000002006-62호
주소 경기도 고양시 일산서구 중앙로 1455 대우시티프라자 715호
전화 031-916-2751
팩스 031-629-5347
전자우편 rene411@naver.com
편집 김태희
디자인 아르떼203
함께하는 곳 이피에스, 두성피앤엘, 월드페이퍼, 도서유통 천리마

ISBN 978-89-90828-97-2 93510

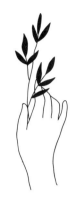

암 환자를 위한
은단침과
약손요법

황인태 지음

르네상스

한의대학 졸업을 앞두고 《민중의학의 철학적 기초》라는 책을 읽었다. 저자인 니시 카츠조(西勝造)는 동서고금의 의학서적 7만 6천 권을 읽은 다음 세계의 건강법 362가지를 직접 실천하고 나서 '니시의학'이라는 새로운 의학을 만들었다. 니시의학은 약으로 병을 낫게 하는 것이 아니라 몸의 자기 치유력에 중점을 둔다. 위인전을 읽고 감명받은 아이가 그 위인을 닮고 싶어 하듯이 나는 그를 닮고 싶었다.

스스로 자기 몸을 관리하는 방법을 어떻게 널리 알릴 수 있을까 고민하다가 서른이 채 되지 않은 나이에 첫 번째 책 《하늘, 땅, 그리고 우리들》을 썼다. '1침, 2구, 3약'이라는 말을 하늘의 기운을 받는 침과 땅의 기운으로 치료하는 뜸, 더불어 살아야 함을 의미하는 약으로 나름대로 해석하여 경락학설을 설명한 책이다. 한의학 용어나 개념들이 일반인들이 접하기에 어려운 것이 가장 문제였는데, 그나마 경락학설은 쉽게 접근할 수 있는 부분이라서 선택했다.

그때 책을 읽은 기자가 연락을 해와서 인터뷰를 했는데, 기사("인간의 질병은 氣로 다스려야죠", 『중앙일보』, 1990. 10. 7)가 생각보다 크게, 지면의 절

반을 차지하고 실려서 출판사 대표가 무척 놀라고 흥분했던 것이 기억난다. 그 기사 덕분에 전국 각지에서 환자들이 몰려들었고, 서울대 의대 '동의학 연구회' 학생들에게 침을 가르칠 수 있었다. 또 〈다솜건강교실〉을 만들어 20년이 넘게 일반인들에게 침을 가르칠 수 있었다.

2004년에는 '약손'으로 치료하는 법을 배웠다. 침을 가르치면서 항상 뭔가 부족하다고 느끼던 차에 '약손'이 그 부족한 부분을 채워줄 수 있겠다는 생각이 들었다. 약손을 처음 배우러 간 날, 이동현 선생님이 굳은 내 어깨를 잠시 주물러 주셨을 때 벅차오르던 그 마음을 아직도 잊을 수가 없다.

미국 엠디앤더슨 암센터에서 방사선 치료를 받은 두경부암 환자 339명을 침을 맞은 그룹, 가짜 침술을 받은 그룹, 침을 맞지 않은 그룹으로 나누어 구강건조증 발생 정도를 연구했다. 1년 후, 침을 맞은 그룹에서 35퍼센트, 가짜 침술을 받은 그룹에서 48퍼센트, 침을 맞지 않은 그룹에서 55퍼센트가 구강건조증을 보였다. 또, 미시건 대학 병원에서는 지압요법이 유방암으로 인한 피로를 완화하는 데 도움이 된다는 연구 결과를 내놓았다. 424명의 유방암 환자에게 불면증 치료를 위한 이완지압요법과 원기 회복을 위한 자극지압요법을 6주간 하루에 한 번씩 시행했더니 환자들의 피로가 훨씬 줄었고, 수면의 질뿐만 아니라 전체적인 삶의 질도 향상되었다고 한다.

물론 암을 고치는 것은 의사가 해야 할 일이다. 하지만 힘든 암 치료를 진행하면서 생기는 어깨와 허리 통증, 두통, 소화불량 등 모든 증상을 약에 의존하자면 먹어야 할 약이 너무 많아진다. 그럴 때 의사 대신 환자 본인과 가족이 스스로 은단침이 되고, 약손이 되어 치료 과정에 동참하여 통증을 개선할 수 있기를 바라며 이 책을 썼다. 암 환자와 그 가족, 그리고 스스로 자기 몸을 관리하고자 하는 모든 이들에게 이 책이 도움이 되길 바란다.

　끝으로 감사 인사를 전할 분들이 많이 있지만, 특히 두 분께 인사를 전하고 싶다. 먼저, 이동현 선생님께 깊이 감사드린다. 선생님의 귀한 책의 내용을 요약하고 정리할 수 있도록 허락해주신 덕분에 이 책을 쓸 수 있었다. 약손에 대해 더 자세히 알고 싶은 분들은 이동현 선생님의 책《기와 사랑의 약손요법》도 찾아보시길 바란다. 또, 김송진 선생님께도 감사드린다. 궁금한 것을 스스럼없이 물어볼 수 있어 항상 든든했는데, 때때로 한의원까지 직접 달려와 가르쳐주시는 열정까지 보태주셔서 많은 도움이 되었다. 두 분께 다시 한번 진심으로 감사드린다.

2020년 10월 황인태

2부　은단침

은단침이란 91

아픈 곳의 반대편을 자극하여 치료하는 방법 세 가지 93

3부   약손

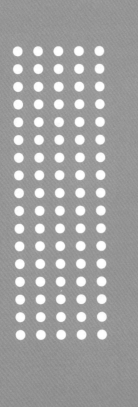

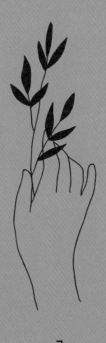

1부

경락

중국의 가장 오래된 의학서 《황제내경》의 〈영추_경맥편〉에 따르면, "경락은 생사를 결정하고 온갖 병을 처리하며 허와 실을 조절하는 것이므로 의사는 이것에 정통하지 않으면 안 된다."라고 한다. 아픈 사람이 한의원에 가서 가장 쉽게 접하는 치료법은 침, 뜸, 부항이다. 이 세 가지 요법은 모두 경락학설을 기본으로 한다. 이 책에서 설명하려는 은단침과 약손도 그 뿌리는 경락학설이다. 따라서 의사가 해부학을 공부하듯 한의사는 경락을 잘 알아야만 한다.

경락이란

고전에서는 '곧은 것은 경이고, 갈라진 것은 락(直行者經, 傍出者絡)'이라고 설명한다. 사람 몸에서 세로로 흐르는 선은 '경(經)'이고, 경을 가로로 이은 선은 '락(絡)'이다. 경은 근본적인 것을 뜻하고, 락은 이어질 '락' 자를 써서 경을 서로 이어줌을 뜻한다.

경락은 우리 몸의 기(氣)가 운반되는 통로이다. 그러나 기에 대해서는 고전을 찾아봐도 자세히 나온 곳이 없다. 아마 그 시대에는 말하는 사람이나 듣는 사람이나 기를 잘 알아서 구태여 설명하지 않아도 되었던 모양이다. 나는 아직도 기가 무엇이라고 쉽게 정의할 수가 없지만, 예전에 쓴 책《하늘, 땅 그리고 우리들》에 썼던 내용을 옮겨보겠다.

눈에 보이는 피가 혈관을 통하여 운행되듯이, 보이지는 않지만 실재(實在)하는 기(氣)도 흘러 다니는 길이 있는데, 그 길을 경락이라 부른다. 경락에 기가 원활히 소통되면 건강하고, 어느 부위에서든 막히면 통증이 생겨 건강하지 않으며 아예 멈추어 버리면 죽는다.

물속에 한 시간이나 잠겼다가 나올 수 있는 요기가 한 말에 따르면 평상시 기가 움직이는 방법을 원하는 대로 스스로 조절할 수 있으면 물속이나 불속, 혹은 히말라야 산속에서도 살 수가 있다고 한다. 이처럼 기를 돌리는 일이 요기처럼 특수한 몇몇 사람만이 할 수 있는 일은 아니다. 간혹 텔레비전 같은 매체에서 중국인들이 새벽에 운동장이나 공원에서 마치 무용을 하듯 몸을 움직이는 것을 볼 수 있는데(태극권), 바로 이것이 기를 돌리는 작업(기공)이다. 이는 누구든지 기를 움직일 수 있다는 증거이다.

나는 실제로 기공을 쌓는 수련을 잠시 한 적이 있는데, 그 기간이 짧아 무어라 단정 지어 말할 수는 없지만, 신체적으로나 정신적으로나 좋아지는 것을 느낄 수 있었다. 그때 가르친 선생께서도 2, 3년 동안 꾸준히 수련하면 몸살감기는 물론이고 간염까지도 스스로 치료할 수 있다고 말하였다. 선생은 옆구리 부위에서 자꾸 기의 운행이 막혀 병원에서 검사하니 간염으로 판명된 적이 있다는 말도 했다. 그때 기가 뚫리는 공을 쌓기를 약 일주일 동안 하니 막힌 것이 뚫렸는데 그 뒤로는 막히지도 않고 병원에서도 다 나았다고 했다는 것이다.

이런 이야기들로 생각해볼 때 '기가 흐르는 길이 경락'이라고 하는 것은 가르쳐주어서 알기보다 스스로 터득하여 알아야 하는 생명현상이다.

《하늘, 땅 그리고 우리들》 본문 중에서

경락과 경혈

경락의 반응점인 경혈은 침을 놓는 자리이다. 경락이 지하철노선이라면 경혈은 지하철역인 셈이다. 지하철노선마다 환승역, 대표역이 있듯이 경혈에도 그런 역할을 하는 혈자리가 있다. 지하철노선도를 잘 이해하면 이동할 때 편리하듯이 몸의 경락도를 잘 이해하면 병의 생리, 병리, 진단, 치료에 도움을 받을 수 있다.

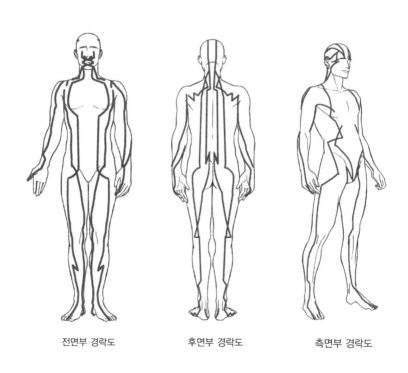

전면부 경락도   후면부 경락도   측면부 경락도

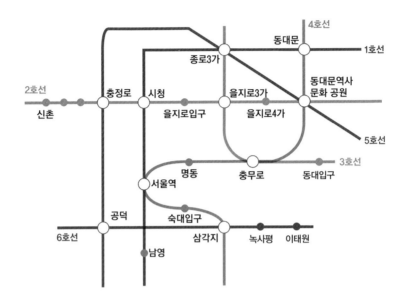

- 목적지가 서울 신촌역이라고 하자. 버스를 타고 가는 방법도 있지만, 지하철 2호선을 타고 신촌역으로 갈 수도 있다. 만약 현재 위치가 서울역이라서 2호선을 바로 탈 수 없다면 1호선 서울역에서 타고 가다가 시청역에서 2호선으로 갈아타면 된다. 이처럼 갈아탈 수 있는 환승역과 같은 역할을 혈자리에서는 연락할 '락(絡)' 자를 써서 '락혈'이라고 한다. →생리적인 이해

- 시청역은 환승역이라서 1호선과 2호선 둘 다 탈 수 있다. 혈자리에서 환승역 역할을 하는 락혈은 두 가지 경락에 병이 들었을 때나 만성병(병이 오래되면 한쪽 경락에서 붙어 있는 다른 경락으로 번져간다)을 치료할 때 쓸 수 있다. 폐경의 락혈은 열결혈이다. 열결혈에서 폐경이 대장경으로 '연락'되어 있다는 말이다. 따라서 그냥 감기일 때는 다른 혈을 써도 무방하나 감기가 오래돼서 대장까지 탈이 날 때는 열결혈이 아니면 안 된다. 또 틈 '극(郄)' 자를 쓴 '극혈'이 있다. 극혈은 틈이다 보

니 여기에 자극을 주면 경기(經氣)와 바로 접촉할 수 있게 된다. 그래서 급성병, 통증이 심한 병에 잘 든다. 가끔 배가 너무 아플 때 침 한 방으로 좋아지는 경우가 있는데 위장 경락의 극혈인 양구혈에 자극을 주었기 때문이다. →병리적인 이해

• 여러 가게가 모여 있는 곳이 장보기 편하다. 예를 들어 제과제빵용품을 사려면 방산시장과 가까운 을지로4가역으로, 원단을 사려면 동대문종합시장이 가까운 동대문역으로 가면 좋다. 몸에도 장기의 기운이 모여 있는 모혈(募穴)이 있는데, 이 모혈을 통하여 병을 진단할 수 있다. 폐의 모혈인 중부혈을 만져서 통증이 있으면 폐가 나쁘다는 뜻이다. 한쪽 폐를 수술한 환자가 수술한 쪽 중부혈이 더 아프다고 한 적이 있다. →진단적인 이해

• 등에는 많은 혈자리의 수혈이 있다. 여기서 '수'는 침 놓을 자리 '수(腧)' 자를 쓴다. 그래서 한의원에 가면 등에 침을 꽂은 사람을 흔히 볼 수 있다. 등 말고도 배꼽 주위에 여러 장기의 모혈들이 있다. 이 부분이 차가워지면 따뜻하게 하는 뜸을 뜬다. →치료적인 이해

음양과 경락

몸의 음양과 경락

가슴과 배가 있는 몸의 앞쪽은 음, 등이 있는 몸의 뒤쪽은 양이다.

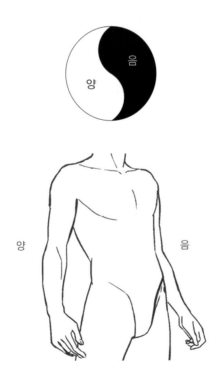

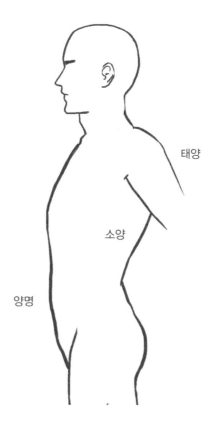

해를 등지고 서 있다고 생각해보자.

- 몸 앞쪽은 해가 바로 비추지 않지만 어둡지 않고 밝다.
    → 양명경
- 몸 옆쪽은 해가 조금 비추며 앞쪽보다 밝고 뒤쪽보다는 어둡다.
    → 소양경
- 몸 뒤쪽은 해가 가장 많이 비춘다.
    → 태양경

가슴, 배 부위에서도 소음, 궐음, 태음으로 구분된다.

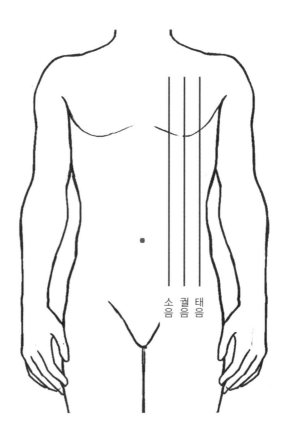

소
음

궐
음

태
음

삼양경과 삼음경을 합하면 다음과 같은 그림을 그릴 수 있다.

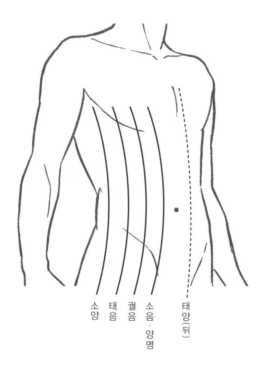

소양
태음
궐음
소음·양명
태양(뒤)

그런데 어떻게 배 부위에 소음경과 양명경이 같이 있을 수 있을까? 이 질문은 한의사에게 해도 답을 잘 못 하는 경우가 있다. 너무 평면적으로만 생각하기 때문인데, 입체적으로 보면 고민할 이유가 없다. 경락은 높낮이에 차이를 두고 흐르는데, 평면에 표시하다 보니 높낮이가 다른 소음경과 양명경이 같이 있는 것처럼 보이는 것뿐이다.

팔과 다리의 음양과 경락

팔에서 해가 비추는 부위에는 삼양경이 흐르고, 몸과 바짝 붙어 있는 부위에는 삼음경이 흐른다.

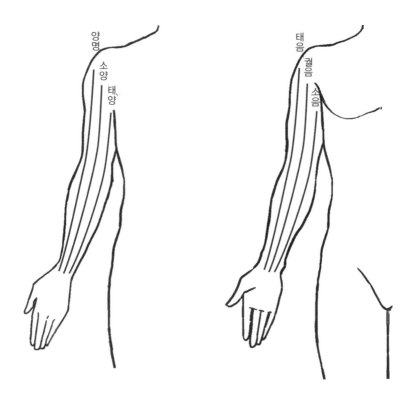

발에서 해가 비추는 부위에는 삼양경이 흐르고, 발끼리 서로 맞닿아 있는 부위에는 삼음경이 흐른다.

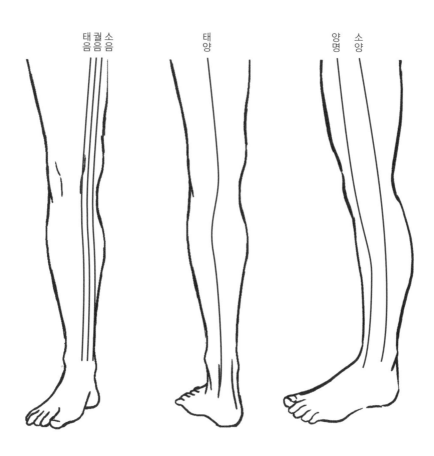

지하철노선으로 경락 이해하기 2

- 양명(陽明): 아침에 해가 비춰 밝은 모양 → **1호선**
  (수양명은 손1호선, 족양명은 발1호선)

- 소양(少陽): 해가 조그맣게 떠오른 모양 → **3호선**
  (수소양은 손3호선, 족소양은 발3호선)

- 태양(太陽): 해가 동그랗게 커진 모양 → **5호선**
  (수태양은 손5호선, 족태양은 발5호선)

- 소음(少陰): 그늘이 조금 진 모양 → **2호선**
  (수소음은 손2호선, 족소음은 발2호선)

- 궐음(厥陰): 그늘이 좀 더 심해진 모양 → **4호선**
  (수궐음은 손4호선, 족궐음은 발4호선)

- 태음(太陰): 그늘이 아주 커진 모양 → **6호선**
  (수태음은 손6호선, 족태음은 발6호선)

우리가 꼭 알아야 할 경락

우리 몸의 경락은 앞뒤 정가운데를 흐르는 임맥과 독맥 외에 기본이 되는 큰 줄기가 열두 개 있는데, 이것을 12정경(正經)이라고 한다. 손과 발 어디에 있는가에 따라 수경과 족경으로 나뉘고, 햇빛을 받는 부위인가 아닌가에 따라 양경과 음경으로 나뉜다. 12정경은 은단침과 약손요법을 배우는데 있어서 꼭 필요한 경락이므로 반드시 외워두어야 한다.

12정경

수태음폐경(手太陰肺經)	수양명대장경(手陽明大腸經)
족양명위경(足陽明胃經)	족태음비경(足太陰脾經)
수소음심경(手少陰心經)	수태양소장경(手太陽小腸經)
족태양방광경(足太陽膀胱經)	족소음신경(足少陰腎經)
수궐음심포경(手厥陰心包經)	수소양삼초경(手少陽三焦經)
족소양담경(足少陽膽經)	족궐음간경(足厥陰肝經)

이로써 경락의 큰 가닥을 알아보았다. 이제 각 경락에 속하는 경혈들을 알아볼 차례이다. 하지만 경혈보다는 경락의 흐름이 더 중요하니 앞서 배운 부분이 잘 이해되지 않으면 다음으로 넘어가지 말고 이 부분을 더 공부하여 제대로 이해하기 바란다. 서울역에서 동대문역 방향으로 가다 보면 충무로역을 지나게 된다. 그러나 반대로 삼각지역 방향으로 가게 되면 충

무로역을 절대 지날 수 없다. 경락 역시 방향을 잘못 잡으면 찾기 힘들다.

이 일은 내 책을 점자로 번역 출간했던 계기이기도 한데, 새빛선교회 소속 시각장애인들에게 침술을 가르친 적이 있다. 그때 가르치기 가장 어려웠던 것이 경락의 흐름이었다. 눈으로 볼 수 없는 분들이니 경락의 흐름을 손으로 짚어가며 알려줘야 했는데, 20여 명이 넘는 수강생을 일일이 다 챙겨주기가 힘들었다. 6개월에 걸쳐 전체 과정을 한 번 가르쳤으나 그다음에 추가 수업을 할 기회가 없었다. 경락의 흐름만 알면 경혈 정도는 만져보는 것으로 쉽게 구분할 수 있는데 다 알려줄 수 없어서 몹시 안타까웠다.

혈자리 찾는 법

각 경락에서 꼭 외워야 할 혈자리를 공부하기 전에 먼저 혈자리 찾는 법을 알아보자. 키가 큰 사람과 작은 사람, 살이 찐 사람과 마른 사람, 사람마다 체형이 다 다르다. 현대 과학에서 사용하는 센티미터(cm) 같은 객관적 단위로는 체형이 다른 개개인의 혈자리를 정확하게 찾기 어렵다. 그래서 정한 것이 골도법과 동신촌법이다.

1) 골도법

골도법은 《황제내경》의 〈영추-골도편〉에 기록되어 있는데, 신체 중요 부위들을 등분한 단위이다. 팔뚝을 예로 들면 팔뚝 길이가 긴 사람이든 짧은 사람이든 각자 자기 팔뚝 길이를 12등분 하고, 등분된 한 칸의 길이를 1촌

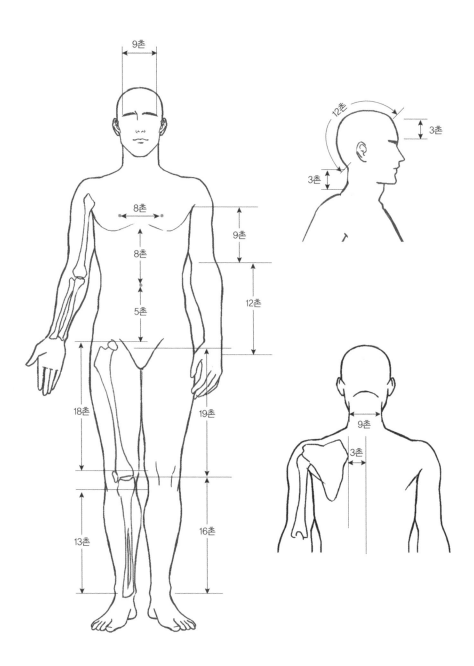

으로 정한다. 이렇게 하면 팔뚝 길이가 긴 사람의 1촌은 조금 길 것이고, 짧은 사람의 1촌은 조금 짧을 것이다. 따라서 골도법을 기준으로 한다면 각자에게 맞는 자를 적용하는 것이니 자기 몸에서 정확한 혈자리를 찾을 수 있다. 참고로 배꼽에서 회음혈까지는 누구라도 5촌이다. 유치원 아이도 5촌이고, 키가 2미터 가까이 되는 농구 선수도 그 부위는 5촌이다.

2) 동신촌법

손가락의 너비와 길이를 이용한 단위이며, 시술하는 사람이 아니라 시술받는 사람의 손가락을 기준으로 한다.

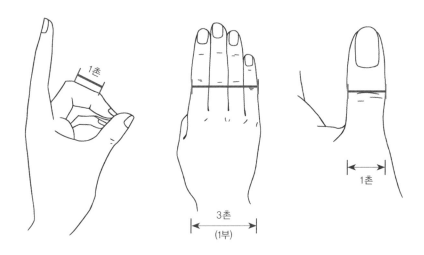

임맥과 독맥에서 반드시 외워야 할 혈자리

1) 임맥(任脈)

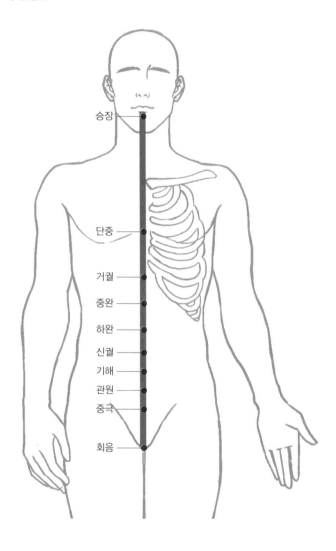

임맥은 회음(會陰)혈에서 시작하여 아랫입술 아래 승장(承漿)혈에서 끝난다. 맡을 '임(任)'자를 쓴 것에서 알 수 있듯 임맥의 혈들은 우리 몸에서 여러 일을 맡아서 한다. 특히 여성의 임맥은 임신과 관계되는 일들을 맡아서 하는데, 임신하면 신체 중 특히 배에서 변화가 많이 생긴다.

① **회음(會陰):** 전(前)음과 후(後)음, 즉 생식기와 항문이 만나는 곳이다.

② **중극(中極):** 방광의 모혈이며, 배꼽에서 4촌 아래에 있다. 방광의 기가 모여 있어 소변에 문제가 있을 때 많이 쓴다.

③ **관원(關元):** 소장의 모혈이며, 배꼽에서 3촌 아래에 있다. 소장에 탈이 났을 때 반응이 오는 혈이다.

④ **기해(氣海):** 배꼽에서 1.5촌 아래에 있다. 남성의 단전은 관원혈, 여성의 단전은 기해혈로 본다. 기의 바다라는 뜻에서 유추할 수 있듯 신경성 질환에 많이 응용한다.

⑤ **신궐(神闕):** 정신의 대궐, 곧 배꼽이다. 배의 다른 부분은 뱃살(지방)로 인하여 따뜻한 기운이 바로 전달되지 못하지만, 배꼽이 있는 부분은 상대적으로 뱃살이 없어 잘 전달된다. 간접 뜸을 많이 뜨는 곳이다.

⑥ **하완(下脘):** '완'은 위장, 즉 밥통을 말한다. 하완혈은 밥통의 가장 아래에 해당하는 혈로, 배꼽에서 2촌 위에 있다. 밥통 정가운데인 중완혈을 보조하는 혈로 많이 쓴다.

⑦ **중완(中脘)**: 밥통의 정가운데로, 위(胃)의 모혈이다. 12정경의 가장 처음인 수태음폐경의 중부(中府)혈이 여기서 시작된다. 경기(經氣), 즉 경맥 사이를 운행하는 기(氣)도 위장의 기능이 강해야 잘 흐른다.

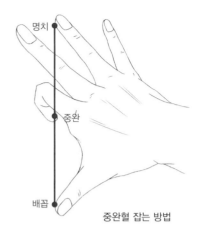

중완혈 잡는 방법

⑧ **거궐(巨闕)**: 중완혈에서 2촌 위에 있다. 심포(심장을 싸고 있는 막)의 모혈이다. 심장을 싸고 있는 막이니까 심장과는 다른 기관이라 생각하겠지만 기능은 같다. 따라서 심장에 문제가 있을 때 많이 쓴다.

⑨ **단중(膻中)**: 젖꼭지 사이에 있다. 기가 많이 모여 있는 기회혈이다. 신경을 많이 쓰는 사람들은 이곳을 누르면 아프다. 당연히 치료점도 된다. 성당에서 미사를 볼 때 '내 탓이오' 하면서 가슴을 치는 바로 그 지점이다.

⑩ **승장(承漿)**: 아랫입술 밑 우묵 들어간 곳에 있다.

2) 독맥(督脈)

독맥은 미추골(尾椎骨), 즉 꼬리뼈 아래에서 시작하여 척추 속을 따라 올라가다가 풍부(風府)혈 부위에서 뇌 속으로 들어가서 정수리로 나온 다음 이마와 콧마루를 지나 윗잇몸 속으로 들어간다. '독(督)' 자의 뜻은 '감독하다'이며, 독맥의 혈들은 척추 신경을 통해 우리 몸을 조정하고 감독한다.

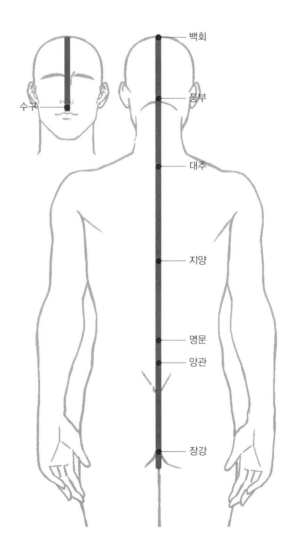

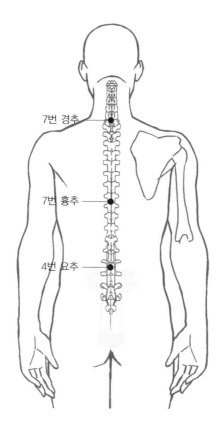

7번 경추

7번 흉추

4번 요추

독맥의 혈을 잡을 때 기준이 되는 점

- 허리에는 경추(목등뼈) 7개, 흉추(가슴등뼈) 14개, 요추(허리등뼈) 5개
  가 있다.
- 어깨의 윗부분을 서로 잇는 수평선이 만나는 뼈는 7번 경추이다.
  (머리를 숙일 때 등뼈 중 가장 튀어나오는 뼈는 7번 경추이다.)
- 견갑골 아래의 모서리 부분을 잇는 수평선이 만나는 뼈는 7번 흉추
  이다.
- 양장골의 제일 높은 부위를 잇는 수평선이 만나는 뼈는 4번 요추이다.

① 장강(長强): 꼬리뼈 밑에 있다.

② 양관(陽關): 4번 허리뼈 밑에 있다. 이 부위는 몸을 앞으로 굽힐 때 가장 많이 벌어지는 곳이기 때문에 디스크 증상이 생기기 쉽다. 담경에 있는 양관혈과 구분하기 위해 허리에 있는 양관혈이라는 뜻으로 요양관혈이라고 한다.

③ 명문(命門): 허리뼈 2번과 3번 사이에 있다. 고전에는 명문혈과 배꼽이 서로 마주 본다고 되어 있으나 실제로는 배꼽이 더 아래에 있다. 특히 노인과 출산 경험이 있는 여자는 더 아래에 있다. 목숨의 문이라는 뜻처럼 생명력이 떨어진 노인들에게 중요한 혈이다.

④ 지양(至陽): 7번 등뼈와 8번 등뼈 사이에 있다.

⑤ 대추(大椎): 7번 목뼈 아래에 있다. 손과 발의 삼양(陽)경이 모두 만나는 곳이기 때문에 모든 양(陽)적 증상에 치료 효과가 탁월하다. 또 독맥의 기운을 잘 소통시킬 수 있으므로 척추나 뇌 질환, 뒷목 통증을 조절할 수 있으며 양쪽 팔의 기 순환에도 도움이 된다.

⑥ 풍부(風府): 머리 뒤쪽이 머리카락이 시작되는 경계선에서 위로 1촌, 뼈가 갈라지는 곳이다. 대체로 양쪽 귓불의 제일 아래를 연결한 선상에 있다. 바람이 들어오는 곳이므로 추운 날씨에는 목도리로 따뜻하게 감싸주면 좋은 부위이다.

⑦ 백회(百會): 머리 꼭대기에 있는 혈이다. 머리 정가운데를 가로로 이은

선과 양쪽 귓바퀴를 앞으로 접은 다음 맨 윗부분 끝을 세로로 이은 선이 만나는 자리이다. 눌러보면 약간 우묵한 느낌이 든다. 우리 몸의 가장 높은 곳에 자리 잡은 혈이므로 열과 같은 양(陽)적 증상을 해소할 수 있다. 위아래 대응법에 의해 치질과 같은 항문 질환도 치료할 수 있다.

⑧ **수구(水溝):** 흔히 인중(人中)이라고 말하는 혈이다. 코 밑 움푹 팬 홈을 위아래로 3등분 했을 때 코끝에서 3분의 1지점이다. 북한 책에서는 2분의 1지점이라 한다. 갑자기 허리를 쓰지 못해 전혀 움직일 수 없거나 물에 빠져 졸도했을 때, 간질이나 히스테리 발작 등 위급할 때 쓸 수 있는 혈이다.

12정경에서 반드시 외워야 할 혈자리

1) 수태음폐경(手太陰肺經)

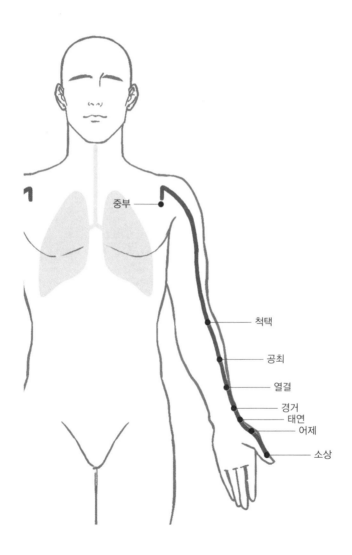

중부

척택

공최

열결

경거
태연
어제

소상

① **중부(中府)**: 운문혈(빗장뼈 아래를 따라 쭉 밀고 나가다 보면 더 나가지 않고 걸리는 부위)에서 1촌 아래에 있다. 폐의 기운이 모여 있는 곳이다. 눌러서 아프면 그쪽 폐에 문제가 있다는 뜻이다.

② **척택(尺澤)**: 팔꿈치 앞쪽 면 가로 주름 위에서 엄지손가락 쪽으로 오목한 부분이다. 팔을 살짝 굽힌 자세에서 찾으면 쉽다. 폐경의 오수혈 중 합혈이다.

오수혈 (五臟穴, 五輸穴)

대부분 사람들은 지하철노선도에 빗대 경락을 설명하면 쉽게 이해하지만, 지하철이 익숙하지 않은 사람들은 샘에서 흘러나오는 물에 빗대 설명하는 '오수혈'을 더 쉽게 이해한다.

오수혈은 손발 끝에서 팔꿈치 및 무릎관절 사이에 있는 60개의 혈을 이르는 말이다. 12경맥에 각각 정(井), 형(滎), 수(兪), 경(經), 합(合)의 다섯 혈씩 모두 60개의 혈이다. 샘 같은 정(井)혈, 실개천 같은 형(滎)혈, 짐을 무겁게 나르는 수(輸)혈, 먼 길을 지나가는 경(經)혈, 팔꿈치와 무릎에 있는 바다와 같은 합(合)혈이다.

오수혈은 각각 오행 속성, 즉 목(봄), 화(여름), 토(늦여름), 금(가을), 수(겨울) 오행의 차이가 있어서 침 치료에 많이 쓴다. 위경을 예로 들면 위장이 나쁠 때는 경혈, 체하면서도 가슴이 그득하면 정혈, 잘못 먹어서 열이 날 때는 형혈, 소화가 안 되면서 몸이 무거울 때는 수혈, 체하면서 마치 감기 걸린 것처럼 몸이 으스스 추울 때는 경혈, 체한 것이 막혀 내려가지 않을 때는 합혈을 쓴다. 다른 경락도 이와 같다.

- 정혈: 봄은 새싹이 올라오는 계절이다. 올라오는 힘이 약하면 가슴이 그득해진다.
- 형혈: 여름은 더운 계절이다. 몸에서 열이 난다.
- 수혈: 늦여름은 장마철처럼 찌뿌둥한 계절이다. 몸이 무겁고 뼈마디가 아프다.

- 경혈: 가을은 감기에 잘 걸리는 계절이다. 기침하면서 몸이 춥고 발열이 있다.
- 합혈: 겨울은 땅속에 숨는 계절이다. 내려앉게 하면서 아래로 쏟아버린다.

③ **공최(孔最):** 척택혈과 태연혈을 정한 다음 그 사이를 12등분 했을 때 척택혈 5촌 아래이다. 정가운데라고 하는 책도 있으니, 위아래를 잘 살펴보아 더 자극이 있는 자리를 공최혈로 생각하는 것이 좋다. 갑자기 병이 생긴 급성 병이나 통증이 심한 병에 쓸 수 있는 극혈이다.

④ **열결(列缺):** 척택혈과 태연혈을 잇는 대열(列)에서 대장경 쪽으로 약간 결(缺)하여 있는 낙혈이다. 따라서 폐경과 대장경을 동시에 치료할 수 있고, 폐경의 오래된 병도 좋아질 수 있다. 사총혈 중 하나로 특히 뒷목이 아플 때 많이 쓰고, 기경팔맥 중 하나로 임맥을 총괄한다.

⑤ **경거(經渠):** 태연혈에서 0.5촌 위에 있는 혈로 오수혈 중 경혈에 해당한다.

⑥ **태연(太淵):** 손목 안쪽 면 가로 주름 위에서 엄지 쪽 끝 부위인데 세게 누르면 짜릿한 느낌이 드는 곳이다. 전학한 학급에서 잘 모르는 것은 학급 반장에게 물어보면 알려준다. 원혈도 그 반장 같은 혈이니 폐경에서 잘 모르는 것은 태연혈을 자극하면 알 수 있다. 인체의 모든 맥이 모이는 맥회혈이기 때문에 맥에 이상이 있을 때 가장 먼저 이 자리를 사용하는 것이다.

⑦ **어제(魚際):** 손바닥을 위로 향해 폈을 때 엄지 쪽 손 두덩에서 엄지 손

목뼈 중간쯤 되는 곳으로 손바닥과 손등의 경계선에 있다. 이 부위는 물고기 배를 닮아서 어복(魚腹)이라 하는데, 이 부위를 통해 배의 상태를 짐작할 수 있다. "배가 차면 어제 부위에 푸른빛이 돌며, 배가 따뜻하면 붉은빛이 돈다. 검은빛이 돌 때는 오랜 병을 앓고 있다는 뜻이다(영추_경맥편)"라고 하였다.

⑧ **소상(小商)**: 둘째 손가락 쪽이 아닌 엄지손가락의 손톱눈에서 0.1촌 정도 떨어진 곳이다. 오수혈 중 정혈이다.

2) 수양명대장경(手陽明大腸經)

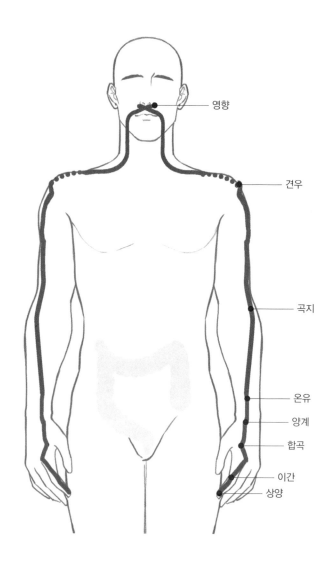

영향

견우

곡지

온유

양계

합곡

이간

상양

① **상양(商陽)**: 둘째 손가락 손톱눈의 엄지 쪽 끝에서 0.1촌 떨어진 곳이다. 오수혈 중 정혈이다.

② **이간(二間)**: 손을 약간 구부려보면 둘째 손가락의 첫 번째, 두 번째 손가락뼈 사이에 무늬가 생기는데 그 무늬가 끝나는 자리쯤 오목하게 들어간 곳이다. 형혈이라 몸에 열이 있을 때 쓴다.

③ **합곡(合谷)**: 양 손가락을 벌리고 범아귀 위쪽 살집 가운데 가장 높이 올라오는 곳이다. 대장경의 원혈이기 때문에 대장의 좋고 나쁨을 알 수 있는 혈이다. 사총혈 중 하나로서 얼굴에 있는 여러 질병에 필수적으로 사용한다. 간경의 원혈인 태충혈과 함께 사관혈이라 한다.

사관혈 (四關穴)

서울을 출입하기 위해서는 관문인 남대문, 동대문을 통과해야 한다. 몸에서도 관문이 4개가 있으니 합곡혈과 태충혈이 그것이다. 문은 들고 나는 곳이기 때문에 막혔을 때 열어두면 막힌 것이 해소된다. 사관혈도 체하거나 갑자기 기가 막힐 때 많이 쓴다. 볼펜 굵기만큼 두꺼운 침을 사용했던 옛날에는 임산부에게는 금했다. 태아에게 안 좋은 영향을 줄 수 있기 때문이다. 요즘은 바늘 같은 침을 사용하기 때문에 그럴 일은 생기지 않겠지만 알고 있어야 한다. 다이어트 침법을 조사해 보면 사관혈은 반드시 포함되어 있다.

④ **양계(陽谿)**: 엄지손가락에 힘을 주고 위로 세우면 손목 부위에서 힘줄 두 개가 나타난다. 두 힘줄 사이 움푹 파인 곳이 양계혈이다. 오수혈 중 경혈이다.

⑤ **온유(溫溜)**: 양계혈에서 곡지혈까지 12등분 한 다음 위로 5촌 되는 곳이다. 주먹에 힘을 주면 근육이 일어난다. 뱀의 머리 같다 하여 사두(巳頭)라고 하는데 사두의 중심점이 온유혈이다. 대장은 차게 하면 아프다. 그때 따뜻하게 하는 자리가 이곳이니 대장경의 극혈이다.

⑥ **곡지(曲池)**: 팔꿈치를 구부리고 손바닥을 반대편 젖가슴에 대면 나타나는 팔꿈치 가로무늬가 끝나는 자리이다. 어떤 책에서는 가로무늬 끝과 그 아래 있는 뼈 사이라고 하니 가장 통증이 있는 곳으로 곡지혈을 잡는 것이 좋겠다. 같은 양명경에 위경의 합혈인 족삼리혈과 함께 많이 사용된다.

⑦ **견우(肩遇)**: 팔을 어깨까지 쳐들면 어깨와 팔죽지가 만나는 부위에 2개의 홈이 나타난다. 앞쪽의 홈이 대장경의 견우혈이고, 뒤쪽의 홈은 삼초경의 견료혈이다. 팔이 어깨와 닿는 부위이다 보니 어깨가 아파서 팔을 못드는 사십견, 오십견 증상에 많이 쓰인다.

⑧ **영향(迎香)**: 콧방울 양옆 약간 오목한 부분이다. 향기를 맞이한다는 뜻에서 알 수 있듯 냄새를 맡을 수 있게 해주는 혈이다. 치매 노인들의 오감 중 후각이 가장 먼저 쇠퇴한다는 보고를 본 적이 있다.

3) 족양명위경(足陽明胃經)

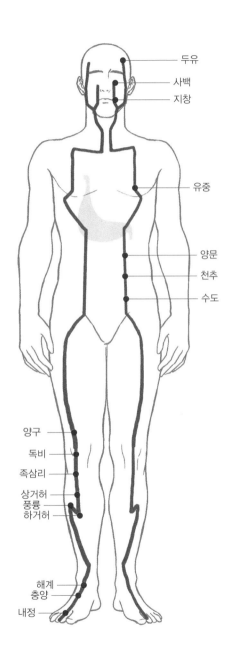

두유
사백
지창
유중
양문
천추
수도
양구
독비
족삼리
상거허
풍륭
하거허
해계
충양
내정

① **사백(四白)**: 자연스럽게 눈을 뜬 자세에서 눈동자 아래 1촌 되는 곳으로 뼈를 건너 넘어와 움푹 파인 듯한 느낌이 드는 곳이다. 신경을 많이 쓰거나 몹시 피곤하여 눈앞이 침침할 때 눌러주면 효과가 있다. 사방이 밝아진다는 뜻이니 평상시에도 수시로 눌러주면 좋다.

② **지창(地倉)**: 입을 자연스럽게 다문 자세에서 입술 끝 바깥쪽으로 0.4촌 되는 곳인데 맥이 약하게 뛰는 것을 느낄 수 있다. 땅에서 나는 것을 갈무리하는 창고 역할을 하는 곳이니 소화기 계통 병에 쓸 수 있다. 여기에 뾰루지 같은 것이 나면 소화기가 좋지 않아서 그런 것으로 진단할 수 있다.

③ **두유(頭維)**: 이마 양쪽 머리칼 경계선이 굽어지는 모퉁이에서 머리카락이 난 쪽으로 0.5촌 들어간 곳이다. 머리를 섬유처럼 얽어서(維) 매 놓았다는 뜻이니 소화기 장애로 인한 두통에 좋은 혈이다.

④ **유중(乳中)**: 젖꼭지 정가운데가 유중혈이다. 대체로 네 번째 다섯 번째 갈비뼈 사이이다. 젖꼭지는 위경이라서 소화와 연관이 많지만 주변 젖가슴은 간경에 속하니 스트레스와 더 연관이 많다.

⑤ **양문(梁門)**: 배 사이선과 중완혈을 수평으로 잇는 선이 만나는 자리가 양문혈이다. 중완혈의 보조 요법으로 많이 쓴다.

⑥ **천추(天樞)**: 배 사이선과 배꼽을 수평으로 지나는 선이 만나는 자리이다. 대장의 기가 모여 있는 모혈이기 때문에 장이 나쁜 사람이 반응을 많이 느끼며, 당연히 치료혈로 사용한다.

⑦ **수도(水道)**: 배 사이선과 관원혈이 수평으로 지나는 선이 만나는 자리이다. 비뇨 생식기 계통 병과 복수가 차는 병 등 수분 대사 장애를 치료하는 혈이다.

⑧ **양구(梁丘)**: 무릎덮개뼈의 윗부분에서 위로 2촌 되는 곳이다. 무릎을 쭉 펴면 슬개골의 바깥쪽에 홈이 생긴다. 그 홈을 쭉 밀고 올라가다가 막히는 곳을 눌러보면 가느다란 힘줄이 있는 것 같이 느껴진다. 위경의 극혈이기 때문에 배가 자주 아프거나 통증이 심한 사람은 꼭 알고 있어야 하는 혈이다.

⑨ **독비(犢鼻)**: 무릎을 구부린 자세에서 무릎덮개뼈 아래쪽에서 혈을 잡는다. 가운데 딱딱한 힘줄 좌우로 홈이 보이는데 바깥쪽 홈이 독비혈이다. 마치 송아지 코를 닮았다 하여 붙은 이름인 듯하다.

⑩ **족삼리(足三里)**: 무릎을 90도 세웠을 때에는 무릎덮개뼈 아래로 3촌, 정강이뼈 중심에서는 바깥쪽으로 1촌 떨어져 있는 곳이다. 여기를 누르면 고유한 통증이 다리 전체로 퍼진다. 위경의 합혈로서 구토, 두통 등 위로 솟구치는 모든 증상에 쓸 수 있으며 관원혈과 함께 보건혈로 유명하다. '삼리에 뜸 뜬 자국이 없으면 같이 여행을 하지 마라', '30세 이상이 되어 삼리에 뜸을 뜨지 않으면 눈이 빨리 어두워진다' 같은 말도 있다. 한때 다솜건강교실 식구들은 모두 이 자리에 뜸 뜬 자국이 있었다. 세계에서 가장 유명한 장수 집안인 일본의 만평 가족이 여기에 뜸을 떠서 오래 살 수 있었다고 비결을 밝혀 족삼리혈에 뜸을 뜨는 유행이 생기기도 했다. 위의 하합혈이기도 하다.

온몸 치료에 응용할 수 있는 네 개의 혈을 말한다. 손에 두 개, 발에 두 개 있는데, 족삼리혈, 위중혈, 열결혈, 합곡혈이다. 배 부위의 모든(總) 질병은 족삼리혈, 등과 허리의 모든 질병은 위중혈, 머리와 후두부의 모든 질병은 연결혈, 눈과 입 등 얼굴의 모든 질병우 합곡혈로 치료한다.

⑪ **상거허(上巨虛)**: 족삼리혈 아래 3촌 되는 곳으로 근육이 볼록하게 솟아 있는 모서리지만 누르면 매우 공허하며 우묵 들어가는 곳이다. 대장의 하합혈이다.

⑫ **하거허(下巨虛)**: 상거허혈 아래로 3촌 되는 곳으로 상거허혈자리와 마찬가지로 근육 모서리지만 누르면 우묵 들어간다. 소장의 하합혈이다.

하합혈 (下合穴)

육부에 해당하는 경락은 다리(下)에 합혈을 하나씩 더 가지고 있다. 위경은 족삼리혈, 대장경은 상거허혈, 소장경은 하거허혈, 방광경은 위중혈, 삼초경은 위양혈, 담경은 양릉천혈이 그것이다. 오수혈에서 이야기한 합혈의 성질을 많이 가지고 있어서 필자가 많이 응용하고 있다.

⑬ **풍륭(豊隆)**: 독비혈과 해계혈을 잇는 선의 중간지역(조구혈)에서 뒤로 1촌 떨어진 곳으로 근육이 풍성하게 볼록 나와 있는 부위이다. 위경에서 비경으로 연락하는 낙혈이기 때문에 위와 비를 동시에 다스리고 위경의 만성 증상인 습담(濕痰: 속이 답답하고 메스꺼우며 배가 더부룩하고 누런 기름때 같은 혀이끼가 낀다)을 없앨 수 있다.

⑭ **해계(解谿):** 발목에 힘을 주어 올렸다 내렸다 하면 발목 가로무늬 중앙에 큰 힘줄 두 개가 나타나는데 그 중앙이 해계혈이다. 오수혈 중 경혈에 속한다.

⑮ **충양(衝陽):** 해계혈에서 아래로 1.5촌인데 두 번째와 세 번째 발가락 사이이며 맥이 뛰는 자리이다. 위경의 원혈이기 때문에 위장의 허실을 판단할 수 있는데 이 자리에 힘이 있으면 좀 더 살 수 있다.

⑯ **내정(內庭):** 두 번째와 세 번째 발가락이 갈라지는 지점으로 양 발가락 사이 주름 끝이 내정혈이다. 오수혈 중 형혈이기 때문에 열이 있을 때 쓰는데 식중독에 응용 가능하다.

4) 족태음비경(足太陰脾經)

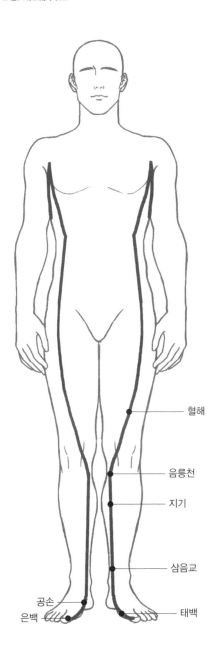

혈해

음릉천

지기

삼음교

공손

은백

태백

① 은백(隱白): 엄지발가락 안쪽 발톱눈에서 0.1촌 떨어진 곳이다. 비경의 정혈이고, 폐경의 정혈인 소상혈과 함께 경기가 있을 때 많이 쓴다. 소상혈과 은백혈을 합하여 상백혈이라고 한다.

② 태백(太白): 은백혈에서 뒤쪽으로 가면 상당히 튀어나온 뼈가 나오는데 거기를 건너뛰면 움푹 팬 느낌이 드는 곳이 태백혈이다. 비경의 원혈이기 때문에 허와 실을 판단하고 조절할 수 있다.

③ 공손(公孫): 태백혈에서 발목 쪽으로 뼈를 따라 올라가면 맨 처음 손끝이 걸리는 곳이다. 비경에서 위경으로 공(公)평하게 손(孫)자를 보게 하는 낙혈이다. 기경팔혈 중 하나로서 생식기 기능과 통하는 충맥과 통하기 때문에 비뇨 생식기 질환에 많이 쓰고 흔히 내관혈과 같이 쓴다.

④ 삼음교(三陰交): 안쪽 복사뼈 중심 끝에서 음릉천혈까지를 13등분 하였을 때 복사뼈 중심에서 위로 3촌 되는 곳인데 뼈 바로 뒤에 위치한다. 족태음, 족궐음, 족소음이 모두 만나는 자리라서 음의 성질이 강하다. 위보다는 아래로, 기보다는 혈 위주로, 남자보다는 여자 위주로 쓰는 혈이다.

⑤ 지기(地機): 음릉천혈 아래 3촌 되는 곳인데 비경의 극혈이다. 요즘엔 당뇨병의 반응점으로도 주목받고 있다.

⑥ 음릉천(陰陵泉): 안쪽 정강이뼈를 따라 손가락을 밀고 올라가면 무릎 가까이에 뼈가 구부러져 잠시 멈추는 곳이다. 오수혈 중 합혈인 데다 샘 천(泉) 자를 쓰고 있기에 이유 없는 부종 등에 쓴다.

⑦ **혈해(血海):** 무릎을 구부린 자세에서 손목 안쪽 선을 무릎 아래에 대고 손바닥을 덮으면 엄지손가락 끝이 닿는 곳이다. 피의 바다라는 이름에서 알수 있듯 피와 관계되는 모든 질환, 즉 멍이 들거나 피부가 건조해서 가려울 때나 빈혈이 있어 어지러울 때 쓴다.

5) 수소음심경(手少陰心經)

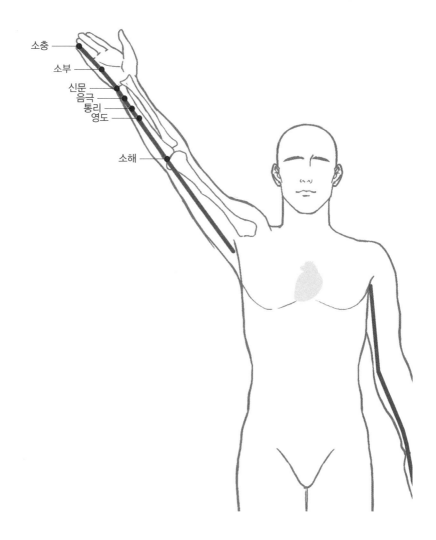

소충
소부
신문
음극
통리
영도
소해

① **소해(少海)**: 팔을 약간 들고 팔꿈치를 굽히면 팔오금에 가로무늬가 생기는데, 그 무늬 안쪽 끝이 소해혈이다. 간혹 사람에 따라서 가로무늬가 두

줄 생기기도 하는데, 그때는 손목에 가까운 쪽을 택한다. 오수혈 중 합혈이 므로 불의 속성을 가진 심장의 열을 끌 수 있다. 소장경에도 소해혈이 있는 데, 좀 더 쓰임이 많은 심경의 소해혈은 소해(심)으로 표기하기로 한다.

② **영도(靈道)**: 신문혈과 소해혈을 12등분 한 다음, 신문혈에서 위로 1.5 촌 올라가 약간 파인 듯한 느낌이 드는 곳이다. 오수혈 중 경혈에 속한다.

③ **통리(通里)**: 신문혈에서 위로 1촌 되는 곳이다. 심경에서 소장경으로 연락하는 낙혈이다.

④ **음극(陰極)**: 신문혈에서 위로 0.5촌 되는 곳이다. 심경의 틈과 같은 극 혈이다.

⑤ **신문(神門)**: 손목의 새끼손가락 쪽 가로무늬 있는 곳에서 굵게 잡히는 인대 두 가닥의 중심부이다. 누르면 우묵 들어가고 통증이 있으면서 맥이 뛰는 곳이다. 심경의 원혈이므로 심장의 허와 실을 모두 볼 수 있으며, 신경 성 변비에도 효과를 봤다는 사람이 있다. 임신을 하면 이 자리가 빨리 뛴다.

⑥ **소부(少府)**: 손바닥을 위로 향한 자세에서 자연스럽게 주먹을 쥐었을 때 새끼손가락 끝이 닿는 곳이다. 오수혈 중 형혈에 속한다.

⑦ **소충(少衝)**: 새끼손가락 손톱눈에서 엄지 쪽으로 0.1촌 되는 곳이다. 심경의 정혈이기 때문에 심장성 구급 질환에 많이 쓰인다.

6) 수태양소장경(手太陽小腸經)

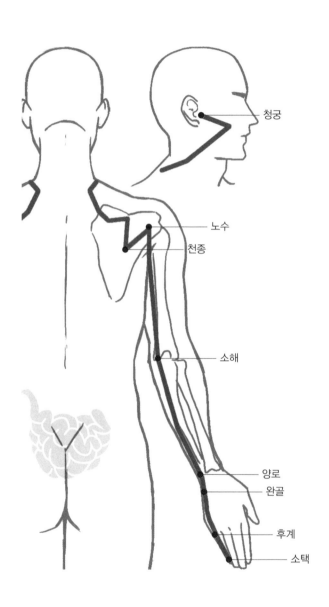

청궁
노수
천종
소해
양로
완골
후계
소택

① **소택(沼澤):** 새끼손가락 바깥쪽 손톱눈에서 0.1촌 떨어진 곳이다. 옛사람들은 아이가 잘 나오지 않아 힘이 드는 난산일 때 방광혈의 정혈인 지음혈과 더불어 소택혈에 뜸을 뜨거나 피를 한두 방울 빼내기도 했다.

② **후계(後溪):** 주먹을 가볍게 쥐었을 때 손바닥 쪽에서 가장 크게 나타나는 손금이 있다. 그 선이 끝나는 곳에서 약간 위쪽 움푹 팬 곳이 후계혈이다. 기경팔혈의 하나로서 독맥과 통하기 때문에 허리나 목덜미가 아플 때 주로 사용하고 대개 신맥혈과 함께 응용한다.

기경팔혈 (奇經八穴)

경락은 열두 가지 정경(正經)과 여덟 가지 기경(奇經)으로 나누어진다. 정경은 지금 우리가 공부하는 정상적인 경락이고, 기경은 병이 들었을 때 기이하게 움직이는 경락이다. 기경은 정경에 있는 혈자리들을 이용하여 움직이므로 병을 치료하고자 하는 의자(醫者)라면 반드시 기경을 잘 알아야 한다. 다행히 기경마다 연결되는 여덟 개의 혈이 있는데, 그것이 바로 기경팔혈이다. 필자가 한때 기경팔혈만으로 병을 치료한다고 자만한 적이 있었을 정도로 중요한 혈들이다.

③ **완골(脘骨):** 후계혈에서 손몸뼈 쪽으로 가볍게 올라가면 턱이 나온다. 그 턱을 넘어가면 더 큰 턱이 나오면서 움푹 파인 곳이 나오는데 그곳이 완골혈이다. 담경에도 같은 이름인 완골혈이 있어서 소장경의 완골혈은 완골(소)라고 표기하기로 한다. 소장경의 원혈이다.

④ **양로(養老):** 팔꿈치를 구부리고 손바닥을 반대편 젖가슴에 댄 자세에서 가장 불거진 뼈(척골소두)의 맨 위쪽에 손끝이 들어가는 홈 같은 곳이 양로혈이다. 이 자리는 손바닥을 아래로 향하면 올라오고 젖가슴 쪽으로 향

하면 움푹 들어간다. 소장경의 극혈이니 노인들의 급성병과 통증이 심한 병을 잘 봉양할 수 있다.

⑤ **소해(小海):** 팔꿈치에서 가장 많이 튀어나온 뼈(주두)와 안쪽의 툭 불거진 뼈(상완골 내측 상과) 사이에 약간 홈(척골 신경구)이 파이는데 그 중심점이 소해혈이다. 강하게 자극하면 전기에 감전되는 듯한 느낌을 받는다.

⑥ **노수(臑輸):** 등 부위에 나타나는 겨드랑이에서 이어지는 선의 끝에서 위로 올라가다 보면 뼈가 닿아 더 올라갈 수 없는 곳이다. 팔을 잘 들어 올리지 못하는 사람 중 대부분은 이 부분에서 압통점이 나타난다.

⑦ **천종(天宗):** 닭의 날갯죽지뼈와 같은 어깻죽지뼈(견갑골)의 중심점이 천종혈이다. 천종혈은 어깨, 가슴, 목 뒤, 팔죽지가 아플 때 눌러주면 아프면서도 시원하니 이름처럼 하늘의 종갓집이라 할 만하다. 그 앞에 심장, 간장이 있으니 천종혈을 눌러보아 더 아프다고 하는 쪽이 더 안 좋은 쪽이다. 앞뒤 대응법으로 보면 젖가슴에 해당하니 젖이 부족하거나 젖가슴이 아플 때도 유용하게 쓸 수 있다.

⑧ **청궁(聽宮):** 입을 약간 벌린 자세에서 귀젖 바로 앞쪽 움푹 들어간 곳이다. 힘주어 누르면 귓속에 떨리는 듯한 아픔이 전해지며 여러 가지 귓병에 쓸 수 있는 혈이다.

7) 족태양방광경(足太陽膀胱經)

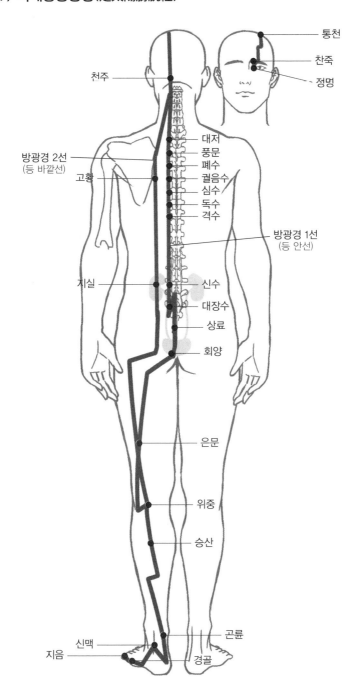

① 정명(睛明): 눈구석에서 약간 위 0.1촌 되는 오목한 곳이다. 눈이 피곤할 때 손가락으로 여기를 눌러주면 시원해지는 것에서 알 수 있듯 눈을 맑게 해주는 요혈이다.

② 찬죽(攢竹): 정명혈이 지나는 수직선과 눈썹의 안쪽 끝부분이 만나는 자리로 누르면 우묵한 곳이다. 예전에 눈이 침침한 사람은 대나무를 짚고 다녔기 때문에 혈 이름이 대나무를 모아서 준다는 뜻이다. 눈이 침침할 때 도움을 받을 수 있다.

③ 통천(通天): 독맥의 백회혈에서 머리 안쪽으로 1촌 되는 지점을 지나는 수평선과 머리 안선이 만나는 지점이다. 머리에서 백회혈 다음으로 중요한 혈자리이며, 여기에서 방광경의 기가 직접 뇌로 들어가기 때문에 정신 질환에 쓸 수도 있고, 하늘의 기와 통할 수 있기 때문에 코막힘에도 좋다. "모든 두통에 쌀알만 한 크기로 하루 7장 뜸을 계속 뜨면 두통이 영원히 생기지 않는다."라고 고전에서는 전한다.

④ 천주(天株): 머리를 약간 앞으로 숙인 자세에서 머리 안선과 독맥의 아문혈을 지나는 수평선이 만나는 자리이다. 독맥은 여기를 거쳐 방광경 1선과 방광경 2선이 나뉘기 때문에 목 뒤가 뻐근할 때 많이 사용한다.

방광경 1선과 2선의 차이

등에는 방광경이 등 안선(1선)과 등 바깥선(2선)으로 나뉘어 흐르기 때문에 대부분의 책에서는 1선과 2선을 나누어 설명하고 있다. 필자도 책을 따라 이렇게 적고 있지만 1선과 2선이 나뉘어 흐른다고 생각지는 않는다. 오히려 큰 파이프와 같이 한 줄로 흐른다고 생각한다. 등뼈와 가까운 쪽은 장부의 기능이 나타나고 먼 쪽은 장부의 기능보다는 그 장부의 기능이 잘못되었을 때 나타나는 정신의 기능으로 나타난다고 생각한다. 가벼울 때는 1선 쪽을 응용하고 오래되었을 때는 2선을 응용한다는 말이다. 결국 눌러봐서 아픈 곳으로 정하면 된다.

⑤ **대저(大抵)**: 등 안선과 독맥의 도도혈을 지나는 수평선이 만나는 자리이다. 수족 태양경과 독맥이 만나는 자리이다 보니 양기를 조절하여 혈압을 낮출 수 있고, 팔회혈 중 골(骨)의 기운이 모두 만나는 골회혈이기 때문에 척추나 관절 등 뼈와 관계되는 질환에 응용할 수 있다.

⑥ **풍문(風門)**: 등 안선과 두 번째, 세 번째 등뼈 사이를 지나는 수평선이 만나는 자리이다. 풍(병을 일으키는 외부 요인 중에서 바람처럼 빠르고, 빨리 변하는 것)이 출입할 수 있는 문으로서 여러 가지 질병에 응용할 수 있는데, 고전에서는 열부(熱府)라고 하여 열과 연관시켜 설명한다.

⑦ **폐수(肺輸)**: 등 안선과 독맥의 신수혈을 지나는 수평선이 만나는 자리이다.

⑧ **궐음수(厥陰輸)**: 등 안선과 네 번째, 다섯 번째 등뼈 사이를 지나는 수평선이 만나는 곳이다. 다른 장기들은 이름 끝에 '수' 자를 붙여 수혈이라 하는데, 수궐음심포경의 수혈만은 '심포수'가 아니라 '궐음수'라고 한다.

⑨ **심수(心輸)**: 등 안선이 독맥 신도혈을 지나는 수평선과 만나는 곳이다.

⑩ **독수(督輸)**: 등 안선이 독맥의 영대혈을 지나는 수평선과 만나는 곳이다. 특별히 어떤 장기의 수혈은 아니지만 감독한다는 뜻에서 알 수 있는 것

처럼 우리 몸을 감독하고 통솔하는 장기, 즉 군주지관(君主知官)인 심장을 치료할 수 있는 혈이다.

⑪ **격수(膈輸)**: 등 안선과 독맥의 지양혈을 지나는 수평선이 만나는 곳이다. 날갯죽지뼈 가장 아랫부분을 잇는 선상에 있어 다른 수혈을 찾는 기준이 된다. 위로는 피를 주관하는 심의 수혈, 아래로는 피를 저장하는 간의 수혈 등이 있어서 피의 모든 기운이 만나는 혈회혈(血會穴)이 되니, 빈혈이나 어혈 등 혈액 질환에 쓸 수 있다.

등 부위 방광경 수혈 외우는 공식

$$^3\text{폐 궐 음 심} \quad \text{독} \, ^7\text{격 췌}$$
$$\text{간 담 비} \quad \text{위 삼 초 신}$$
$$\text{기} \, ^4\text{대 관 소} \quad \text{방 중 백}$$

- '3'은 세 번째 등뼈 아래 양옆으로 3촌에서부터 폐수혈이 시작된다는 뜻이다.
- '7'은 일곱 번째 등뼈 아래, '4'는 네 번째 허리뼈 아래에서 시작한다는 뜻이다.
- '췌'는 췌수혈로 우리나라 책에는 없고 일본 책에 있는 혈자리이지만, 그 자리를 비워두면 한 칸씩 내려오며 혈자리를 짚을 때 한 자리가 비어 있게 되므로 건너뛰지 않기 위해 표시했다. 공백이라는 뜻으로 'ㅇ'으로 표시해도 된다.

⑫ **신수(腎輸)**: 등 안선과 독맥의 명문혈을 지나는 수평선이 만나는 자리이다. 허리가 아픈 사람은 여기를 누를 때 아픈 경우가 많다. 또, 여기가 아프면 신장의 기운이 약한 경우가 많고, 옆의 지실혈이 아프면 신장 질환이 만성화된 경향이 있다.

⑬ **대장수(大腸輸)**: 등 안선과 독맥의 양관혈을 지나는 수평선이 만나는

자리이다. 다른 수혈을 찾는 기준이 되며, 음식 공해로 장이 나쁜 현대인들은 이 자리가 아픈 경우가 많다.

⑭ **고황(膏肓):** 등 바깥선과 궐음수혈을 수평으로 잇는 선이 만나는 곳이다. 옛 의완의 고사를 보면 고황은 고치기 힘든 어려운 병이란 뜻이 있다. 아마도 폐결핵이라 짐작되는데 이 자리에 뜸 500장을 뜨면 좋아진다고 한다.

⑮ **지실(志室):** 등 바깥선과 신수혈을 잇는 선이 만나는 자리이다.

⑯ **상료(上料):** 엉덩이 중앙 엉치뼈 부근에서 혈을 잡는다. 엉치뼈는 5개의 뼈가 한데 붙어 있어서 사이에 구멍이 8개가 생긴다. 이 중 가장 위에 있는 구멍이 상료, 그다음이 차료, 그다음이 중료, 맨 마지막이 하료혈이다. 골도법에 의존하지 말고 손으로 만져보아 구멍이 있음직한 자리를 찾는 것이 좋다. 대체로 상료혈은 첫 번째와 두 번째 엉치뼈 사이에서 양옆으로 1촌 되는 곳이다.

⑰ **회양(會陽):** 항문 바로 위에 있는 꼬리뼈 끝에서 양옆으로 0.5촌 되는 곳이다. 수족 태양경과 독맥이 만나는 자리라서 회양혈이라 이름이 붙었는데 항문 주위의 정맥총을 자극할 수 있어 치질이나 탈항 등 항문병에 응용할 수 있다.

⑱ **은문(殷門):** 엎드려 누우면 볼기 끝에 둥그스름한 가로무늬가 생기는데 그 가운데(승부혈)에서 위중혈까지를 12등분 하였을 때 정가운데가 은문혈이다. '은(殷)' 자는 많다는 뜻이다. 은문혈에는 우리가 모르는 문이 있을지도 모른다.

⑲ **위중(委中)**: 무릎 뒤쪽 가로무늬 정가운데에서 동맥이 뛰는 곳이다. 방광경 1선과 2선이 모두 만나는 곳이라서 등과 허리 어디든 아파도 고루 기를 보낼 수 있다. 사총혈에서는 허리가 아플 때 사용한다고 하였으며, 방광의 하합혈로 방광 질환에도 응용할 수 있다.

⑳ **승산(承山)**: 엄지발가락에 힘을 주고 까치발로 섰을 때 사람 인자 모양의 꼭짓점 자리가 승산혈이다. 다리와 몸통을 연결하는 '다리 몸 바른 대응법'으로 보면 배꼽의 뒤쪽 아래 불룩한 엉덩이 사이를 의미하게 되니 승산혈은 예로부터 치질의 명혈로 유명했다.

㉑ **곤륜(崑崙)**: 바깥 복사뼈 꼭짓점과 아킬레스건(뒤축 뼈 힘줄) 중간에 움푹 파인 곳이다. 모든 산의 할아버지가 된다는 뜻으로 에베레스트산을 중국인들은 곤륜산이라 하는데, 우리 몸에서 곤륜산같이 누워 있는 어깨나 등줄기가 아플 때 곤륜혈이 효과가 있다. 양기가 떨어져 새벽녘 닭 우는 시간에 하는 설사에도 도움이 된다.

㉒ **신맥(申脈)**: 바깥 복사뼈 아래 손끝으로 눌러보면 손끝이 들어가는 곳이다. 기경팔혈 중 하나로 흔히 후계혈과 함께 쓰인다.

㉓ **경골(京骨)**: 바깥쪽 발등과 바닥 경계선에서 혈을 잡는데 새끼 발가락 끝과 발뒤꿈치 끝의 중간 부위 툭 튀어나온 뼈 바로 뒤쪽이 경골혈이다. 방광경의 원혈이다.

㉔ **지음(至陰)**: 발에서도 가장 음인 새끼발가락 바깥쪽 발톱눈에서 0.1촌 떨어진 곳이다. 음에 도달한다는 이름처럼 음부에 기를 직접 전달할 수 있

어 난산에 소장경의 정혈인 소택혈과 함께 뜸을 뜬다.

민중 요법의 요건

첫째, 배우기 쉬워야 하며
둘째, 효과가 있어야 하고
셋째, 부작용이 적어야 한다.

이 3가지 특징을 두루 갖춘 것이 부항 요법이다. 따라서 일반인들도 부항 요법을 잘 알고 있으면 좋다. 부항 요법을 가장 많이 사용하는 경락은 방광경이다. 자연건강교실로 유명한 고 기준성 선생은 방광경 부위에 부항 뜨는 것을 '장수 부항'이라고 하여 많이 보급하였다.

8) 족소음신경(足少陰腎經)

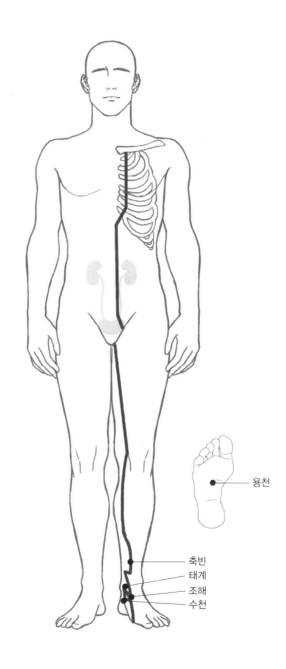

용천

축빈
태계
조해
수천

① 용천(湧泉): 발가락을 발 중심을 향하여 오므리면 발바닥에 '사람 인(人)' 자 모양이 나타나는데, 이때 양쪽 주름이 만나는 꼭짓점 부위가 용천혈이다. 두 번째, 세 번째 중 긴 발가락 끝에서 발뒤꿈치까지 선을 그어 3등분하면 발가락 쪽에서 3분의 1지점으로 걸을 때 바닥에 닿지 않는 부위이다. 침을 찌르면 시체도 벌떡 일어설 만큼 아픈 자리인데 '위아래 대응법'으로 보면 머리에 작용함을 알 수 있다. 여러 중독 증상이나 인사불성 혹은 뇌졸중에 쓸 수 있으니 의식이 돌아올 때까지 1분에 2, 3회 자극을 준다. 소생이 되고 나면 맨발로 걸으면서 용천혈을 계속 자극하는 것이 좋다.

② 태계(太谿): 안쪽 복사뼈 중심과 아킬레스건(뒤축뼈 힘줄) 사이 우묵한 곳으로 동맥이 뛰는 자리이며, 방광경의 곤륜혈과 마주 보고 있다. 신경의 원혈이라 필자도 많이 사용하는 혈자리이다. 몇 년 전 90세가 넘은 할머니 환자가 찾아왔는데, 한약은 드시지 못하니 침으로만 고칠 수 있냐고 했다. 증상을 물으니 밤에 잠을 자다가 10여 차례나 깨는 수면장애를 호소했다. 태계혈과 함께 간경의 원혈인 태충혈에 여덟 달가량 침 치료를 했다. 치료가 끝날 때쯤 되니 이제 서너 번만 깬다고 했다. 한약 처방 없이 간과 신이 약한 허(虛)증을 침만으로 치료하여 호전된 것이다. 태계혈은 옛날부터 노인들의 족삼리혈이라고 했다.

③ 수천(水泉): 태계혈에서 1촌 아래 발뒤꿈치 위에서 움푹 들어간 곳이다. 신경의 극혈이다. 다음은 이동현 선생이 해준 이야기이다. "홍콩의 어떤 갑부가 소변을 보지 못한다고 호소했다. 기본 약손 치료를 하고 수천혈을 정성스레 지압해주었더니 30분도 되지 않아 시원하게 소변을 보았다."

④ 조해(照海): 안쪽 복사뼈 바로 아래에 있으면서 손끝으로 누르면 우묵

들어가는 곳이다. 방광경의 신맥혈과 마주 보고 있다. 기경팔혈 중 하나로 서 음교맥과 통하며 흔히 열결혈과 같이 사용한다. 해가 비친다는 뜻처럼 따뜻하게 한다는 의미가 있으니 아랫배가 찬 데서 생기는 여러 증상에 쓸 수 있다.

⑤ **축빈(築賓)**: 태계혈에서 위로 5촌 되는 곳 근육과 근육 사이에 있다. 하 독(下毒)의 명혈이다. 모르핀 등 약물 중독이 있을 때 뜸을 뜨면 설사를 통 하여 독이 배출된다고 하니 산업 재해와 연관하여 연구해볼 수 있겠다.

9) 수궐음심포경(手厥陰心包經)

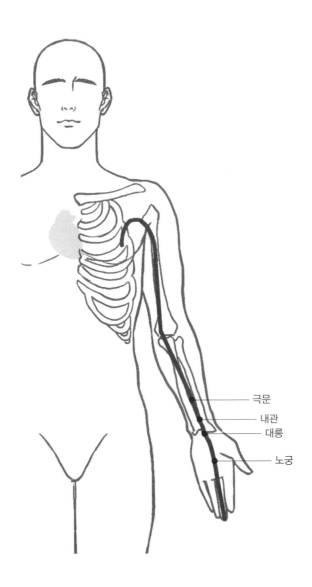

극문

내관

대릉

노궁

① **극문(隙門):** 팔꿈치 안쪽에 생기는 가로무늬 중간(곡택혈)과 대릉혈을 먼저 정한 다음 그사이를 12등분 하였을 때 대릉혈 위 5촌이 극문혈이다. 어떤 책에서는 6촌이라고 하니 눌러보아 아픈 쪽을 선택하는 것이 좋다. 심포경의 극혈이므로 심장에서 생기는 급한 증상, 예를 들면 협심증 등에 응용할 수 있다.

② **내관(內關):** 대릉혈에서 위로 2촌, 팔목에 힘을 주면 나타나는 길쭉한 근육 두 가닥 사이 우묵한 곳이다. 팔총혈에서 이야기하듯 가슴이 아플 때는 반드시 사용해야 하는데, 내관혈은 안으로 통하는 관문이 되어 특히 심장 질환을 잘 다스릴 수 있기 때문이다. 심포경에서 삼초경으로 연락하는 낙혈이며, 기경팔혈 중 하나로서 음유맥과 통한다.

③ **대릉(大陵):** 손바닥을 위로 펼친 상태에서 손목 안쪽에 나타나는 가로무늬의 정가운데 근육과 근육 사이이다. 심포경의 원혈이다.

④ **노궁(勞宮):** 손가락을 구부리고 자연스럽게 주먹을 쥐었을 때 가운뎃손가락 끝이 닿는 두 번째 세 번째 손몸뼈 사이가 노궁혈이다. 심포경의 형혈이므로 가슴이 답답하면서 열이 나는 화(火)병을 고칠 수 있다.

10) 수소양삼초경(手少陽三焦經)

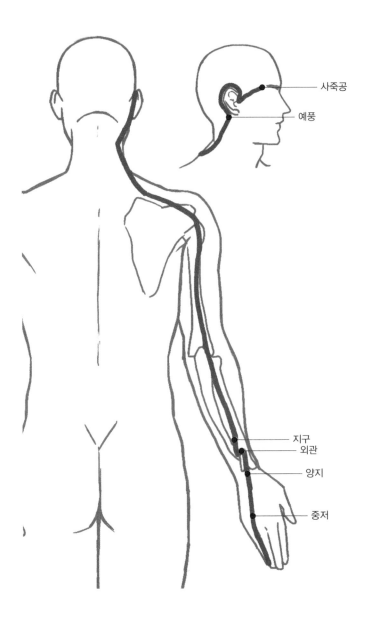

사죽공
예풍
지구
외관
양지
중저

① 중저(中渚): 손등에서 네 번째, 다섯 번째 손몸뼈 사이 제일 우묵하고 누르면 아릿한 통증이 느껴지는 곳이다. 삼초경과 상통하는 신경의 치료 적응증인 등의 일정 부위 동통(배부 일점통)을 완화할 수 있다.

② 양지(陽池): 손등 쪽 손목에 나타나는 가로무늬 정가운데 부분이 양지혈이다. 삼초경의 원혈이다. 연못을 따뜻하게 한다는 뜻처럼 아랫배를 따뜻하게 할 수 있다.

삼초(三焦)

삼초는 현대의학에서는 없는 개념이다. 머리, 팔, 다리를 제외한 몸통에서 상, 중, 하로 구분하여 상초는 목구멍에서 횡격막까지, 중초는 횡격막에서 배꼽까지, 하초는 배꼽 아래를 가리킨다. 상초는 안개와 같고 중초는 거품과 같으며 하초는 도랑과 같다고 하였다. 상초에 있는 심장과 폐장에서는 피와 공기를 마치 안개처럼 퍼지게 하며, 중초에 있는 위장과 비장에서는 음식물을 소화하느라 거품이 일고, 하초에 있는 신장, 방광, 소장, 대장에서는 노폐물을 내보내는 것이 마치 도랑에서 물이 흐르는 것과 같다는 의미이다. 삼초가 건강하다는 것은 몸에서 피와 공기의 순환이 잘 되며, 먹은 것이 소화가 잘 되어 영양이 잘 공급되고, 대소변이 잘 배출되어 신진대사가 잘 된다는 의미이다.

③ 외관(外關): 양지혈과 손바닥이 젖가슴을 향하게 하고 팔꿈치에서 가장 튀어나온 뼈(주두)까지를 12등분 한 다음 양지혈에서 2촌 되는 곳이다. 외관혈은 내관혈과 마주 보며 감기와 같이 밖에서 들어오는 것들을 문밖으로 쫓을 수 있는 좋은 혈자리이다. 삼초경에서 심포경으로 연락하는 낙혈이며 기경팔혈 중 하나로서 양유맥과 통한다.

④ 지구(支溝): 외관혈과 같은 자세에서 양지혈 위로 3촌 되는 곳이다. 구

는 도랑을 뜻하니 특히 변비에 좋은 자리이며, 팔총혈에서 강조하듯 옆구리 아픈 데에도 효과를 볼 수 있다.

⑤ **예풍(翳風):** 귓불 바로 뒤에서 아래턱뼈와 귀 뒤 툭 튀어나온 뼈(유양돌기) 사이 우묵한 곳이다. 강한 통증이 전해지는 곳이니 입을 벌리면 움직이는 느낌이 든다. 예는 가린다는 뜻이니 중풍이나 안면풍(구안와사)에 풍을 가리는 좋은 혈이 된다.

⑥ **사죽공(絲竹空):** 눈썹 바깥쪽 끝에 나타나는 우묵한 곳이다. 눈병에 많이 쓴다.

11) 족소양담경(足少陽膽經)

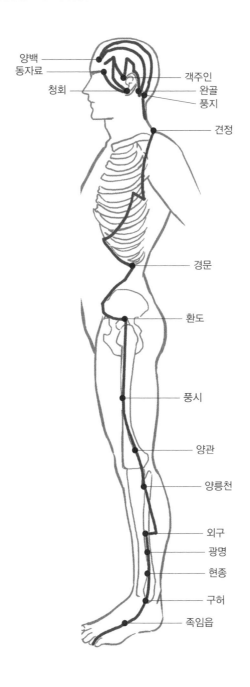

양백
동자료
청회
객주인
완골
풍지
견정
경문
환도
풍시
양관
양릉천
외구
광명
현종
구허
족임읍

① **동자료(瞳子髎)**: 눈초리 끝에서 밖으로 0.5촌 되는 약간 우묵하게 느껴지는 곳이다. 여러 가지 눈병에 쓰인다.

② **청회(聽會)**: 입을 벌리면 귀젖 바로 앞에 생기는 우묵 들어간 곳 가장 아랫부분이다.

③ **객주인(客主人)**: 동자료혈에서 수평으로 광대뼈를 따라오면 가장 우묵 들어가는 곳이다. 색맹을 고치는 중요한 혈로 요즘 각광을 받고 있다.

④ **완골(完骨)**: 귀 뒤 툭 튀어나온 뼈(유양돌기) 뒷면과 머리칼 사이 우묵 들어간 곳이다. 잠이 안 올 때 아주 부드럽게 지압을 하면 쉽게 잠이 들 수 있다고 한다. 중국에서는 마취혈로 각광을 받고 있다.

⑤ **양백(陽白)**: 앞을 자연스럽게 바라보는 자세에서 눈동자 중심을 지나는 수직선을 그었을 때 눈썹 위에서 위로 1촌 되는, 근육이 약간 꺼진 듯한 느낌이 드는 곳이다. 밝고 환하다는 뜻처럼 앞머리가 아프거나 눈이 침침할 때 혹은 졸음이 계속 몰려올 때 자극을 주면 개운해질 수 있다.

⑥ **풍지(風池)**: 머리 바깥선과 독맥의 풍부혈을 지나는 수평선이 만나는 자리이다. 마치 개 목을 잡듯 사람 목을 잡게 되면 뼈 아래 걸리는 부분이 풍지혈인데 평상시 눌러봐도 상당히 아픈 부위이다. 풍을 치료하는 가장 대표적인 혈로 감기, 목 뒤 통증, 구안와사, 중풍, 심지어 혈압까지도 좋게 할 수 있다.

⑦ **견정(肩井)**: 젖꼭지를 지나는 수직선과 어깨선이 만나는 곳이다. 팔꿈

치를 가슴에 자연스레 붙이고 반대편 어깨에 손을 얹어서 가운뎃손가락을 세웠을 때 손끝이 닿는 곳으로 누르면 통증이 있다. 평상시 어깨가 자주 아픈 사람은 수시로 눌러 자극을 줄 필요가 있다.

⑧ **경문(京門):** 엎드려 누운 자세에서 약간 등 쪽 옆구리 부위를 잘 만져 보면 뭉툭한 뼈(열두 번째 갈비뼈)의 끝이 만져지는데 그 뼈 아래 우묵하게 만져지는 곳이 경문혈이다. 현대의학에서도 콩팥의 이상 여부를 알기 위해 이곳을 두드리기도 하는데, 경락학에서는 이곳을 신(腎)의 기운이 모여 있는 신의 모혈로 본다.

⑨ **환도(環跳):** 옆으로 누운 자세에서 아래에 있는 다리는 펴고 위에 있는 다리는 접어서 아래 다리 위에 얹는다. 이 자세를 취했을 때 엉덩이 옆에서 가장 위로 튀어나온 고두리뼈(대퇴골 대전자)와 꼬리뼈 사이를 3등분하여 고두리뼈에서 3분의 1지점에 힘을 주어 누르면 움푹 들어가면서 아릿한 통증이 발끝까지 전해진다. 이 자리는 담경과 방광경 1, 2선이 모두 만나는 자리라서 다리의 뒷면이나 옆면 모두에 기운을 보낼 수 있다. 치료받고 돌아갈 때는 뛰어서 간다는 이름처럼 치료 효과가 뛰어난 혈이다.

⑩ **풍시(風市):** 반듯이 선 자세에서 팔을 늘어뜨렸을 때 가운뎃손가락 끝이 닿는 근육 사이이다. 다리에서 유일하게 풍자가 붙은 혈이라서 풍으로 인한 하지마비, 반신불수 등에 반드시 쓰인다.

⑪ **양관(陽關):** 무릎을 구부린 자세에서 무릎관절 바깥쪽 바로 위에서 혈을 잡는데 다리를 펴면 들어가고 오그리면 나오는 근육 부위로 누르면 통증이 있는 곳이다. 양릉천혈 위로 3촌 되는 지점이기도 하다. 일명 한부(寒

府)라고 하여 찬 기운이 가장 많이 모여 있는 곳이니 다리가 차거나 무릎에 바람이 부는 느낌이 있거나 혹은 무릎이 시리고 아플 때 가장 먼저 살펴봐야 할 부분이다.

⑫ **양릉천(陽陵泉)**: 무릎 바깥쪽 가장 많이 튀어나온 뼈(비골소두) 끝에서 약간 안쪽 아래 누르면 탄력감이 느껴지면서도 우묵 들어가는 곳이다. 족삼리혈에서는 약간 경사지게 1촌 거리에 있다. 팔회혈 중 근(筋)회혈이므로 근육질환에 많이 응용하며, 팔총혈 중 특히 근육이 많이 모여 있는 어깨통증에 좋다고 이야기한다. 오수혈 중 합혈에 속하며 지혈작용이 있어서 자궁출혈이나 생리 양이 많을 때 효과적이다.

⑬ **외구(外丘)**: 양릉천혈과 바깥쪽 복사뼈 중심까지를 12등분 한 다음 바깥쪽 중심에서 위로 7촌 되는 곳(양교혈)에서 앞쪽으로 약간 언덕이 진 곳이다. 담(쓸개)은 몸 안의 독을 풀어 피를 맑게 하는 효능이 있다고 하여 곰이나 멧돼지의 쓸개를 많이 먹는다. 외구혈은 담경의 극혈이니 급한 중독증상에 쓸 수 있는데 미친 개에 물렸을 땐 광명혈과 함께, 독사에게 물렸을 땐 혈해혈과 함께 뜸을 100장씩 떴다고 한다.

⑭ **광명(光明)**: 바깥 복사뼈 중심에서 위로 5촌 되는 곳이니 담경에서 간경으로 연락하는 낙혈이다. 혈의 이름처럼 눈을 밝게 하는 데 효과가 있다.

⑮ **현종(懸鍾)**: 바깥 복사뼈 중심에서 위로 3촌 되는 곳인데 뼈와 뼈 사이가 갈라지는 듯한 곳으로 다른 이름은 절골(絶骨)이다. 팔회혈 중 수(髓)가 모이는 수회혈이니 뇌수, 골수, 척수의 질환에 응용한다.

⑯ **구허(丘墟)**: 바깥 복사뼈 앞면을 잇는 수직선과 아랫면을 잇는 수평선이 만나는 우묵한 자리이다. 담경의 원혈이니 담경에 생긴 허증과 실증을 고루 치료할 수 있다.

⑰ **족임읍(足臨泣)**: 네 번째와 다섯 번째 발가락 사이에 손가락을 대고 가볍게 밀고 올라가면 힘줄이 하나 걸리는데, 그 힘줄을 넘어서 양쪽 뼈와 힘줄이 이루는 삼각형 모양의 우묵한 곳이다. 담석증이 있는 경우에 눌러서 몹시 아플 수 있다.

12) 족궐음간경(足厥陰肝經)

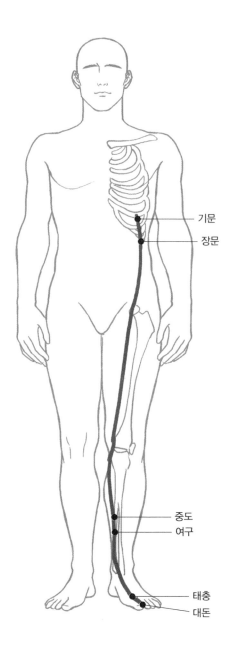

기문

장문

중도

여구

태충

대돈

① **대돈(大敦)**: 엄지발톱 바깥쪽 발톱눈에서 0.1촌 떨어진 곳이다. '발 몸 바른 대응법'으로 보면 엄지발가락은 음부에 해당하므로 음부와 관계되는 여러 병증을 치료할 수 있다.

② **태충(太衝)**: 엄지발가락과 둘째 발가락 사이를 손가락으로 밀고 올라가면 동맥 뛰는 것이 느껴지면서 우묵 들어가는 곳이 태충혈이다. 간경의 원혈이면서 사관혈의 하나이기 때문에 기혈 순환이 막힐 때 많이 응용할 수 있다. 신경의 원혈인 태계혈과 함께 태충혈도 그 맥이 뛰는 힘으로 환자의 생사를 예측할 수 있는데 뛰는 것이 힘이 있으면 희망이 있고 약하거나 힘이 전혀 없으면 어렵다고 본다.

③ **여구(蠡溝)**: 안쪽 복사뼈 중심에서 슬관혈까지를 13등분 하였을 때 복사뼈 중심에서 위로 5촌 되는 곳이다. 뼈 바로 뒤쪽이며 잘 만져보면 벌레가 파먹어 홈이 난 듯한 느낌이 든다. 간경의 기가 담경으로 연락되는 낙혈로 간, 담에 동시에 병이 들었을 때 사용하기 좋은 혈이다.

④ **중도(中都)**: 안쪽 복사뼈 중심에서 위로 7촌 되는 곳이며, 간경의 극혈이므로 간의 급성병과 통증이 심할 때 응용한다.

⑤ **장문(章門)**: 팔꿈치를 구부리고 팔을 옆구리에 붙였을 때 팔꿈치 끝이 닿는 열한 번째 갈비뼈 끝이다. 겨드랑이 중심을 지나는 수직선과 임맥의 하완혈을 잇는 수평선이 만나는 곳이다. 비장의 기운이 모이는 모혈이며 담경과 간경이 만나는 곳이니 소화기 병과 간담병을 동시에 치료할 수 있다. 또, 팔회혈 중 장(臟)의 기운이 모이는 장회혈이니 오장에 병이 들었을 때에도 쓸 수 있다.

⑥ **기문(期門)**: 임맥의 거골혈에서 양옆으로 3.5촌 되는 곳으로 일곱 번째와 여덟 번째 갈비뼈 사이이다. 간장의 기운이 모이는 간장의 모혈이라서 간에 병이 들면 반응이 나타나는 자리이다.

종합편

1) 기준선을 중심으로 한 머리 부위의 혈

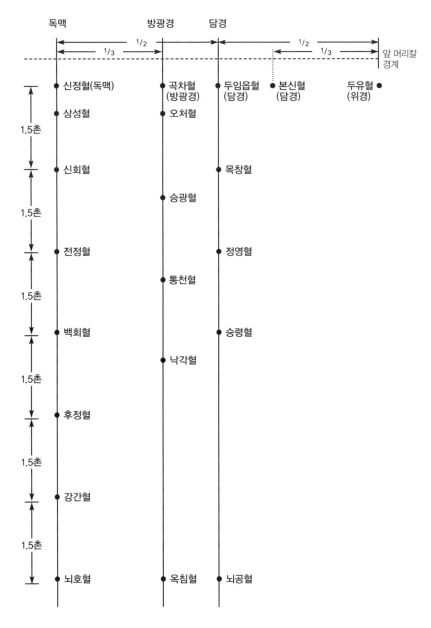

2) 기준선을 중심으로 한 가슴과 배 부위의 혈

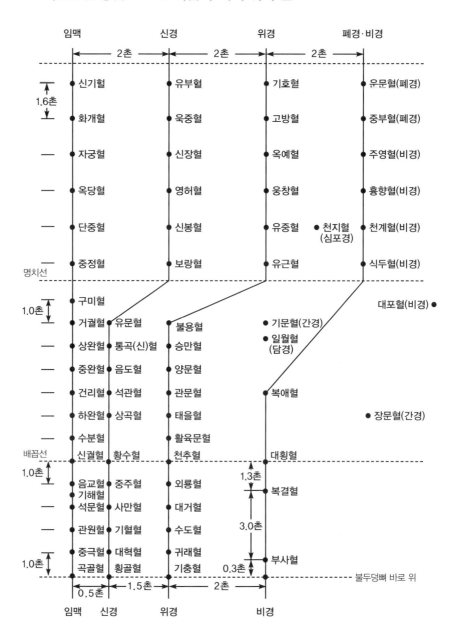

3) 기준선을 중심으로 한 등 부위의 혈

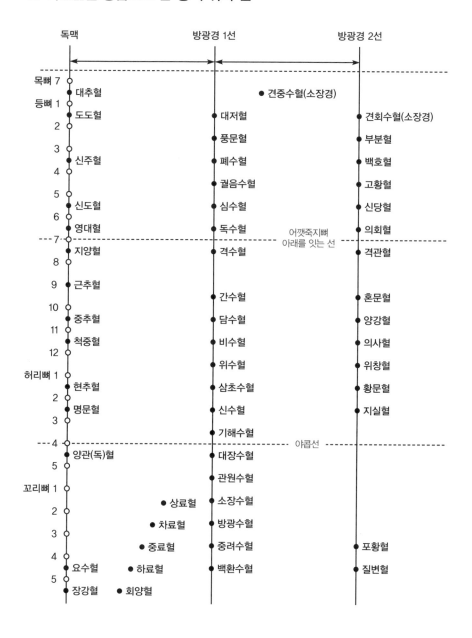

4) 손 부위의 혈

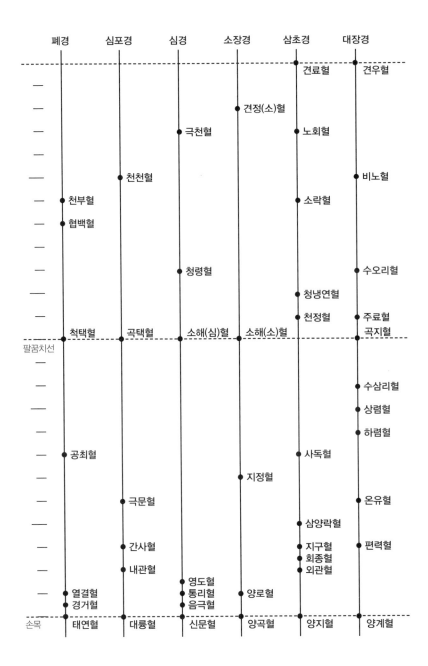

5) 다리 부위의 혈

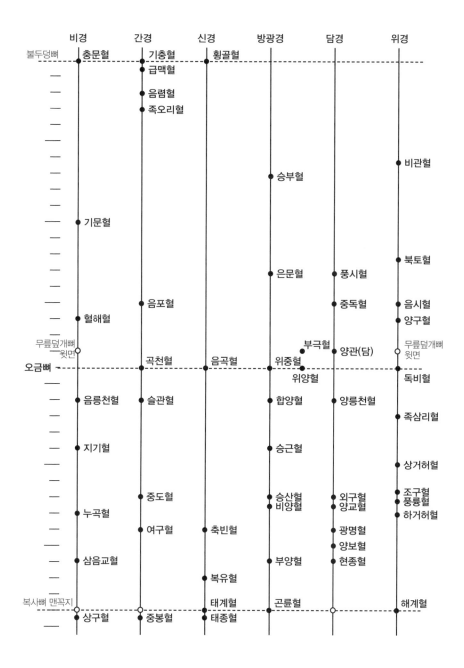

경락들의 관계

지금까지 임맥과 독맥, 그리고 12경락을 배웠다. 이렇게 14경락만 잘 알아도 생활하는 데는 큰 지장이 없다. 하지만 14경락의 관계까지 잘 알면 더 편하게 생활할 수가 있다. 마치 어떤 사람이 집에서는 가장 역할을 하지만 직장에서는 직원이고, 등산 동호회에서는 회원인 것을 잘 알고 있으면 그 사람과 대화를 할 때 더 편한 것처럼 말이다.

1) 부부 관계

서로 부부 관계인 경락들을 표리(表裏)관계라고도 한다. '겉과 안'이라는 의미이니 얼마나 깊은 사이인가. 임맥과 독맥, 폐경과 대장경, 위경과 비경, 심경과 소장경, 방광경과 신경, 심포경과 삼초경, 담경과 간경이 부부관계이다. 서로 깊은 사이이다 보니 임맥혈로도 독맥병을 고칠 수 있고 거꾸로 독맥혈로도 임맥병을 고칠 수 있다. 부부 관계 경락들은 전부 다 낙혈로 연락되어 있다.

2) 형제 관계

어릴 때는 형제 관계가 중요하지만 결혼을 하고 나면 부부 관계에 밀리는 경향이 있다. 경락에서도 마찬가지인데 태음경은 폐경과 비경, 소음경은 심경과 신경, 궐음경은 심포경과 간경, 양명경은 위경과 비경, 태양경은 소장경과 방광경, 소양경은 삼초경과 담경이 형제 관계 경락들이다. 형제 관계를 이어주는 혈은 없으므로 그 이름만으로 그들이 같은 형제였음을 알아야 한다.

3) 이웃 관계

수양명대장경 앞에는 수태음폐경이 흐르고, 뒤에는 족양명위경이 흐른다. 이렇게 앞과 뒤에 흐르는 경락을 이웃 관계라고 한다. 접경(接經)이라고도 한다.

5) 친구 관계

친구 관계는 경락학이 처음에 발생했을 때는 없었으나, 점차 임상이 쌓이면서 친구 관계도 중요하다고 생각하게 되어 나오게 된 개념이다. 상통(相通) 관계라고 표현하기도 한다. 간경은 대장경, 심경은 담경, 비경은 소장경, 폐경은 방광경, 신경은 삼초경, 심포경은 위경과 친구 관계이다.

하나의 혈만으로

　지하철노선도처럼 우리 몸에 기가 흐르는 길을 선으로 표시한 것이 경락도이다. 지하철노선도와 다른 것이 있다면, 우리 몸의 경락은 모두 서로 연결되어 있는데 지하철노선은 외곽으로 빠지면서부터는 서로 연결되는 선이 없다는 것이다. 경락은 서로 연결되어 있으니까 혈 하나만 자극해도 시간이 지나면 결국 다 통할 수 있다. 그러니까 혈 하나로 끝장을 본다는 생각으로 자극을 해야 한다.

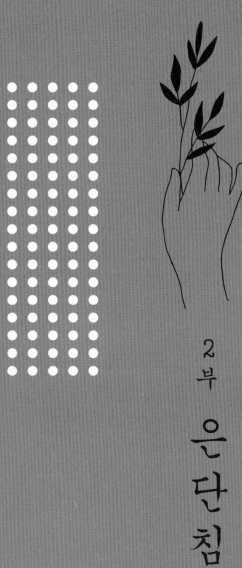

2부

은
단
침

2013년 경남 산청에서 열렸던 제1회 세계 전통의약 엑스포에서 필자가 은단침에 관한 내용으로 전단을 만들어 홍보용으로 나눠주었다. 그때 현장에서 설명을 듣고 은단침을 체험해본 사람 중에 여러 사람이 효과가 있다며 놀라워했다. 팔이 올라가지 않아 여러 병원을 전전했다는 어떤 남성은 더 상세히 배우고 싶다며 한의원 위치를 물어보기도 했다.

은단침이란

은단침은 은단을 붙여 경혈을 자극하여 치료하는 방법이다. 누구나 쉽게 배워 일상생활 속에서 가벼운 통증을 다스리는 데 활용할 수 있다.

은단침을 놓는 방법
① 혈자리에 은단을 놓는다.
② 반창고를 이용하여 은단이 떨어지지 않게 단단히 고정한다.
③ 틈날 때마다 그 자리를 눌러주어 자극을 준다.

민감한 사람들은 반창고를 붙인 자리가 가려울 수 있다. 전날 자기 전에 조금 붙여보아 이상은 없는지 미리 테스트해보는 것도 좋겠다. 너무 민감한 사람은 손톱침(손톱으로 지그시 X자 모양으로 눌러주는 것)으로 대신하자.

사실 다른 모든 치료가 마찬가지겠지만, 은단침의 효과는 사람마다 다르게 느낀다. 특히, 침 치료로 효과를 느껴본 사람 중에 은단침은 효과가 별로 없다고 느끼는 경우가 많다. 하지만 침은 일반적으로 가르치기가 쉽지 않을 뿐 아니라 여러 가지 제약도 많다. 참고로, 필자는 예전에 침을 가르치다가 고소를 당한 적도 있다(돌팔이를 양성한다며 고소하는 바람에 파출소까지 다녀왔는데, 고소한 사람이 누구인지는 끝내 알 수 없었다. 이제 침이 아니라 은단침을 가르치니 또 고소당하는 일은 없기를 바란다).

은단침을 활용하여 치료하려면 경락 이론을 잘 알아야 한다. 그러나 앞에서 살펴본 것처럼 경락 이론은 그리 간단치 않다. 그래서 여기서는 조금 더 간단한 방법을 알려주려고 한다. 한쪽이 아플 때 그 반대쪽을 자극하여 치료하는 방법 세 가지와 손발에 있는 혈자리로 얼굴과 몸의 병을 치료하는 방법 네 가지, 합해서 일곱 가지 방법이다. 이는 대만 동경창(董景昌) 선생의 '여덟 가지 우리 몸의 대응법'을 필자 나름대로 해석하여 정리한 것이다. 경락에 대한 이해가 다소 모자라더라도 이 방법들을 잘 알고 있다면 일상적으로 겪는 몇 가지 가벼운 통증은 스스로 해소할 수 있을 것이다.

아픈 곳의 반대편을 자극하여
치료하는 방법 세 가지

　양팔 저울을 생각해보자. 오른쪽과 왼쪽의 무게가 똑같으면 수평을 유지한다. 만약 오른쪽이 더 무거워서 기울어지면 어떻게 해야 다시 수평을 이룰 수 있을까? 방법은 두 가지다. 무거운 오른쪽에서 무게를 덜어내거나 가벼운 왼쪽에 무게를 더하는 것이다. 은단침 치료법에서는 두 번째 방법을 쓴다. 무거운 아픈 쪽보다는 아프지 않은 반대쪽을 자극하여 통증을 없애는 것이다.

치료점을 찾을 때 주의할 점

　치료점을 찾을 때에는 기계적으로 정반대 지점을 찾으면 안 된다. 사람마다 약간씩 차이가 있으니 잘 살펴보아서 이상이 있는 곳, 즉 눌러보아서 유난히 아픈 곳을 찾아야 한다. 또한, 같은 사람이라도 아픈 부위가 날마다 달라질 수 있으므로 어제 놓았던 그 부위를 찾지 말고 오늘은 새로운 기분으로 다시 찾아내야 한다.

옆으로 대응법

1) 테니스 엘보 증상으로 오른쪽 팔꿈치 부위가 아플 때

오른쪽 팔꿈치가 아프면 왼쪽 팔꿈치 적당한 곳이 치료점이 된다.

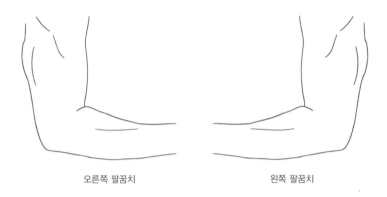

오른쪽 팔꿈치   왼쪽 팔꿈치

2) 왼발 엄지발가락 아랫부분 통풍으로 고생할 때

땅을 침범하지 말라는 뜻으로 말뚝을 박아 경계를 표시하는 것처럼, 오른 발에서 그 경계에 말뚝을 박듯이 은단침을 붙인다. 아픈 부위가 줄어들면 은단 개수 역시 줄이고 마지막 한 지점만 아플 때는 은단 한 알만 붙인다.

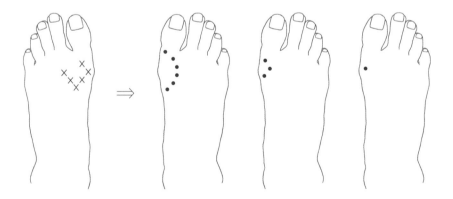

위아래 대응법

1) 미주알이 빠질 때

미주알이 빠지는 병이 있다. 항문 속살이 밖으로 나와 옷에 닿으면서 몹시 쓰라린다. 수저 하나 들 만한 힘도 없이 병약한 노인에게 가끔 있는 증상이다. 이때 백회혈에 자극을 주면 기운이 나면서 빠졌던 미주알이 항문 안으로 다시 들어간다.

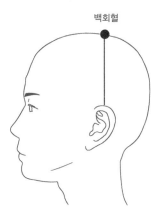

백회혈

2) 머리 윗부분에 열이 나면서 머리카락이 빠질 때

이론적으로는 몸통 맨 아래에 있는 회음혈로 머리의 열을 내릴 수 있는데 그 자리는 은단침을 놓기 힘든 자리이니 발의 맨 아래에 있는 용천혈로 대신한다. 용천혈은 화를 습관적으로 내는 사람이나 고혈압 증상이 있는 사람에게도 효과가 있으며, 치매 예방에도 좋다. 용천혈에 은단을 붙여서 자주 손으로 눌러주어 자극을 주는 것도 좋지만 크기가 은단보다 훨씬 큰 '껍질이 있는 율무 씨앗'을 붙이고 걷는 것이 더 효과가 있다. 노인 환자들에게 권한 적이 있는데 효과가 기대 이상으로 좋아 한의원에서 준비한 율무 씨가 바닥날 정도였다.

호리 야스노리는《모든 병은 몸속 정전기가 원인이다》에서 머리털이 빠진 사진과 머리털이 난 사진을 비교하면서 몸속 정전기를 빼는 것이 얼마나 중요한지 역설하였다. 몸속 정전기를 빼는 방법으로 맨발 걷기가 효과적이다. 맨발로 걸을 때 용천혈이 자극되기 때문이다. 필자도 맨발 걷기를 꾸준히 하고 있는데 머리털 때문이 아니라 치매 예방을 위해서다. 그런데 겨울철에 맨발로 걷다가 경찰이 다가와 어디 아프냐고 물은 적이 있다. 치매 걸린 사람으로 오해했던 것 같다. 치매에 걸린 게 아니라 치매를 예방하는 거라고 말하고 싶었지만 그냥 '건강을 위해 맨발로 걷는다'라고만 짧게 대답하고 돌아섰다.

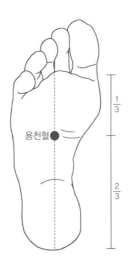

앞뒤 대응법

1) 신경을 많이 써서 뒷목이 자주 아플 때

요즘 목덜미, 흔히 쓰는 말로 '뒷목'에 통증을 호소하는 사람이 많다. 다른 데 통증이 있어서 오는 환자 중에서도 뒷목 통증까지 겸하여 치료를 원하는 사람이 많다. 고전에서 임맥의 승장혈이 좋다고 하였으며, 앞뒤 대응법으로 봐도 승장혈이 좋다.

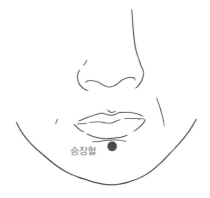

2) 발뒤꿈치가 갈라질 때

발뒤꿈치가 갈라질 때는 발가락 앞부분을 자극하는 것이 좋은데 반창고로 붙이기 곤란한 자리니 가장 앞에 나온 발가락인 엄지발가락의 발톱 뒤에 있는 은백혈과 대돈혈에 은단을 붙인다.

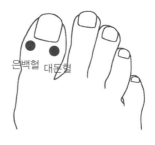

3) 젖몸살이 있거나 젖이 부족할 때

가슴에는 산처럼 튀어나온 젖가슴과 그 꼭대기라 할 수 있는 젖꼭지가 있다. 반대로 등에는 가슴이 튀어나온 것만큼 마치 호수처럼 들어간 곳이 있고 그 호수 밑바닥에는 천종혈이 있다. 이들은 서로 대응 관계에 있다. 발목 바깥쪽 복사뼈 뒤에 곤륜산 같은 곤륜혈이 있고, 안쪽 복사뼈 뒤에 큰 계곡 같은 태계혈이 있는 것과 같다. 형태적으로 젖꼭지와 천종혈이 레고의 블록처럼 잘 들어맞으니 젖몸살이 나거나 젖이 부족해서 힘들 때 천종혈을 쓰면 좋다. 또한, 딱히 젖가슴에 어떤 증상이 없더라도 천종혈을 자극하는 것은 좋다. 천종혈은 어깨를 형성하는 근육을 자극하는 가장 중요한 혈자리이며 간과 심장에 기를 불어넣을 수 있는 하늘의 깔때기 같은 혈자리이기 때문이다.

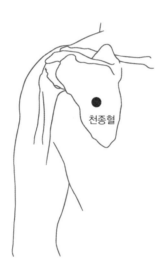

천종혈

손과 발의 혈로 얼굴과 몸의 병을 치료하는 방법 네 가지

텔레비전이 처음 나왔던 시절에는 텔레비전에 붙어 있는 단추를 직접 눌러 채널을 바꾸거나 전원을 켜고 껐다. 지금은 리모컨으로 쉽게 조작한다. 이처럼 옛날에는 얼굴과 몸의 병을 고칠 때 아픈 부위 바로 그 자리에 있는 혈자리를 사용하는 방법을 썼으나, 대응법을 알게 된 지금은 손발에 있는 혈자리로 얼굴과 몸의 병을 고칠 수 있다.

손 몸 바른 대응법

손 몸 바른 대응법에서 손목은 아랫배, 팔꿈치는 배꼽, 손가락은 음부에 해당한다.

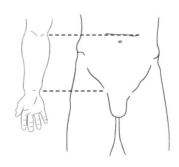

1) 소변을 참지 못하고 흘릴 때

기존 한의서에는 없는 혈이지만 동경창 선생이 이 기준으로 찾아낸 혈이 있다. 새끼손가락 둘째 마디 안쪽 정가운데에 있는 유뇨혈이 그것이다. 소변을 참지 못해 흘리는 증상이나 아이들의 야뇨증에 효과가 있다. 수소음 신경과 가까운 데 있어 필자는 신경성 유뇨 증상에 많이 응용한다.

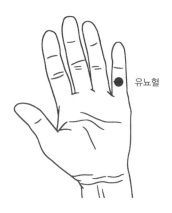

유뇨혈

2) 냉증, 생리통, 생리불순

손목에 있는 양지혈은 연못을 따뜻하게 한다는 뜻처럼 냉증이나 생리통, 생리불순에 쓸 수 있다.

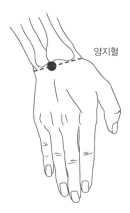

양지혈

3) 허리가 아플 때

　팔꿈치와 무릎을 구부렸다 폈다 하여 팔과 다리를 움직이듯이, 팔꿈치 앞에 있는 곡택혈과 무릎 뒤의 위중혈을 자극하면 허리 아픈 데에 도움이 된다. 고전에서도 곡택혈을 위중혈과 함께 사만혈이라고 하여 허리 아픈 데 쓴다고 나와 있다. 곡택혈은 궐음경이고 위중혈은 태양경이라는 차이점이 있다. 속(궐음경)에서부터 껍질(태양경)까지 다 자극한다는 뜻이니 허리를 꿈쩍 못하고 있을 때 자극하면 허리를 움직일 수 있는 것이다.

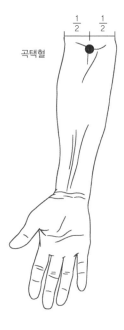
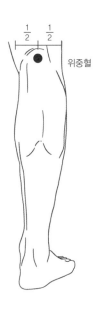

곡택혈　　　위중혈

손 몸 거꾸로 대응법

손 몸 거꾸로 대응법에서 팔꿈치는 배꼽, 손목은 목, 손가락은 얼굴에 해당한다.

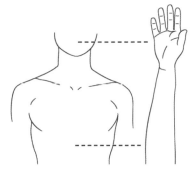

1) 눈떨림, 치통, 코막힘 등 얼굴 부위에 생긴 병

합곡혈은 얼굴 부위 대부분의 병에 쓸 수 있는데 눈떨림, 치통, 코막힘뿐만 아니라 입이 돌아가는 것까지도 치료할 수 있다. 맨발 걷기와 더불어 박수 치기도 치매에 효과적이다.

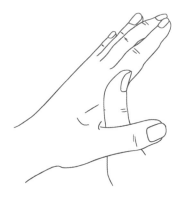

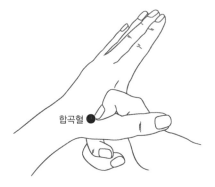

합곡혈

2) 감기나 몸살 기운으로 목 뒤에서 등까지 아플 때

손목에 있는 열결혈은 폐경에 속한다. 목디스크로 인한 어깨 결림보다는 감기나 몸살 기운으로 인해 목 뒤에서 등까지 아플 때 좋다.

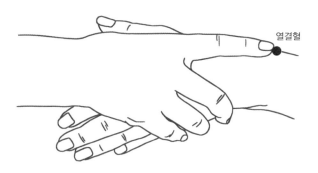

3) 화(火)병

화병으로 가슴이 먹먹하거나 목 부위에 매핵기(뱉어도 뱉어지지 않고 삼켜도 삼켜지지 않는 이물감)가 있을 때 특효혈이다.

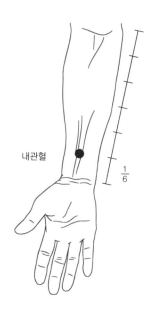

발 몸 바른 대응법

발 몸 바른 대응법에서 무릎은 배꼽, 발
목은 아랫배, 발가락은 음부에 해당한다.

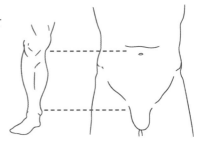

1) 치질

종아리에 힘을 주면 생기는 알파벳 더블유(W)
처럼 생긴 근육 가운데 부분에 승산혈이 있다. 승
산혈을 보면 항문이 연상되는데, 이 자리가 바로
예부터 치질을 다스리는 혈자리로 유명하다.

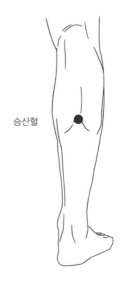

승산혈

2) 아랫배가 아픈 여성

다리에 흐르는 세 가지 음의 경락이 모두 만나
는 삼음교혈은 안쪽 복사뼈 3촌 위에 있다. 남자
는 양이고 여자는 음이다. 올라가는 것은 양이고
내려가는 것은 음이다. 낮은 양이고 밤은 음이다. 따라서 출산 후 아랫배에
서 오로(惡露)가 잘 내려오지 않을 때 쓸 수 있는 최고의 명혈이며 수면에
도 좋은 자리가 삼음교혈이다. 족욕을 할 때에도 반드시 삼음교혈까지 담
그고 해야 효과가 있다.

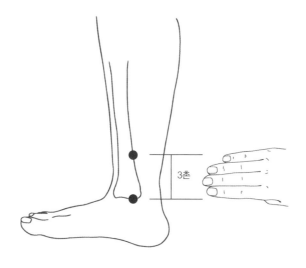

3촌

3) 복상사

비녀를 침 대신 사용했다는 사실을 아는 사람은 드물다. 비녀는 한쪽 끝이 뾰족하여 침 대신 찔러 피를 뺄 수 있다. 복상사(腹上死 : 성교 중 또는 성교 후 심리적 긴장과 흥분이 극도로 고조되어 발생하는 급격한 혈압 상승 등의 이유로 사망하는 돌연사의 일종) 위기에서 가장 빨리 할 수 있는 구급 조치는 인중혈을 찌르는 것이다. 혈 이름도 사람을 맞힌다는 뜻이다! 그 밖에 비녀를 침 대신 쓰는 경우가 또 한 가지 있다. 성교 중 너무 놀라는 일이 생기면 남성의 성기가 줄어들지 않아 꼼짝 못 하는 상황이 생길 수 있는데, 그때 엄지발가락 끝에서 피를 빼면 상황을 수습할 수 있게 된다고 한다.

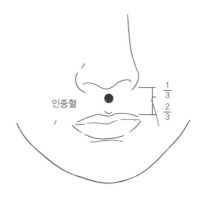

인중혈 $\frac{1}{3}$ $\frac{2}{3}$

발 몸 거꾸로 대응법

발 몸 거꾸로 대응법에서 무릎은 배꼽,
발목은 목, 발가락은 머리에 해당한다.

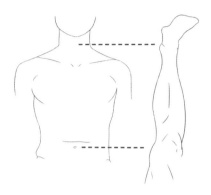

1) 어깨가 딱딱하게 굳어 있거나 아플 때

곤륜산은《산해경》에 나오는 큰 산 이름이다. 사람이 서 있을 때 가장 높
은 산은 어깨이니 어깨 부위가 딱딱하게 굳어 있거나 자주 아플 때 곤륜혈
이 좋다. 추가로 근회혈인 양릉천혈을 더하기도 한다.

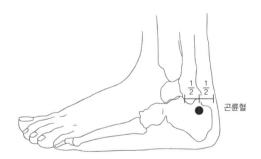

곤륜혈

2) 체하거나 코 막혔을 때, 가슴 답답할 때, 생리통 심할 때

막혔을 땐 빗장(關)을 풀어줘야 문을 열어 통과할 수 있다. 체하거나 코가 막혔을 때, 혹은 가슴이 답답하거나 생리통이 심할 때 사관(四關)혈을 사용한다. 사관혈은 합곡혈과 태충혈을 합하여 이르는 말이다.

3) 얼굴 부위가 떨리는 긴장성 경련

태충혈은 얼굴 부위에 생기는 병에 많이 사용한다. 특히 눈 밑이 떨리는 등의 긴장성 경련에 좋다.

4) 머리가 아플 때

발가락은 머리에 해당하므로, 필자는 두통으로 찾아오는 환자들을 치료할 때 대부분 발가락 근방에서 혈을 잡는다. 앞머리(양명경)가 아프면 족양명위경의 내정혈, 옆머리(소양경)가 아프면 족소양담경의 족임읍혈, 뒷머리(태양경)가 아프면 족태양방광경의 경골혈을 쓴다. 음경으로 다니는 두통은 족태음간경의 원혈인 태충혈에 덧붙여 삼음교혈을 쓰고, 노인 환자에게는 태계혈을 추가하는 편이다.

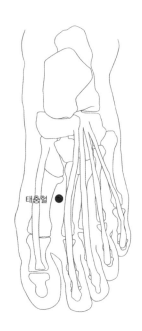

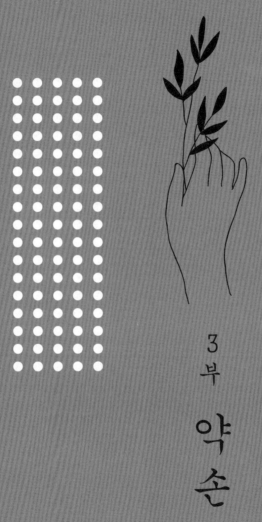

3부

약손

2004년에 경락을 이용한 약손요법을 처음 접했다. 침을 가르치며 뭔가 부족하다고 항상 느꼈는데, 그 부족한 부분을 채워주는 것이 약손요법이라는 생각이 들었다. 한국 약손 연구회 회장을 맡고 계신 이동현 선생님께 약손요법을 배웠는데, 그때 같이 배웠던 친구가 있다. 그 친구는 약손요법으로 치료하는 것을 업(業)으로 하다 보니 무리할 수밖에 없었다. 당연히 어깨에 탈이 났는데 특히 오른 어깨를 쓰는 것이 불편하여 나중에는 화장실에서 뒤처리까지 왼손으로 하는 지경이 되었다. 그 친구의 이야기를 들으면서 '몸' 팔아서 먹고산다는 생각에 마음이 안 좋았다. 그래서 일반인이 가족을 위해 활용할 수 있도록 약손요법을 가르치는 책을 써야겠다고 생각하게 되었다. 귀한 내용을 정리할 수 있도록 허락해주신 이동현 선생님께 다시 한번 깊이 감사드린다.

약손 쓰기의 세 가지 수칙

첫째, 마음으로 손을 쓰고 몸으로 손을 쓴다.

"손은 마음을 따라 움직이고 수법은 그 손에서 절로 나온다."라는 말이 있다. 우리 할머니들이 우리에게 하셨던 것처럼 '약손 정신'만 갖춘다면 그 손은 자연스럽게 치유력을 발휘한다는 뜻이다.

약손 정신이란 무엇인가? 아픈 사람을 가엾이 여기면서 사랑과 정성으로 대하되 내 손으로 병을 꼭 고쳐야 한다거나 실력을 보여주겠다는 식의 사심이 없는 마음이다. 아픈 가족을 위한 '약손 정신'은 누구에게나 다 있다. 기본은 이미 갖추었으니 거기에 몇 가지 요령만 터득하면 누구나 약손 요법을 효과적으로 사용할 수 있을 것이다.

들째, 받는 이의 아픈 몸이 해달라는 대로 해준다.

필자가 약손을 처음 배울 때 일이다. 그날 배운 것은 가족이나 환자 가리지 않고 실습했다. 받는 사람의 아픈 몸이 원하는 것이 아니라 나의 일방적인 손쓰기로 인하여 가족이나 환자들이 뜻하지 않은 고통을 느꼈던 모양이다. 어느 순간부터 그들이 나를 슬슬 피했다. 약손을 쓰는 사람들은 자기 손의 기법보다는 받는 사람의 몸 깊은 곳에 깔린 원시적 감각을 믿고 손으로 물어보고 입으로도 물어보면서 그들이 원하는 대로 해주어야 한다. 마치 처음 침을 놓는 한의사처럼 자기 마음대로 해서는 안 된다. 한의사는 학교에서 충분히 배워 알 거라고 생각하여 환자들은 아무 말도 못 하고 참고 맞는다. 약손요법은 학교에서 배운 게 아닌 데다 주로 가까운 사람들에게 시행하다 보니 가볍게 생각하는 경향이 있다. 결국 '약손 정신'만 있지 할 수 있는 것도 아는 것도 없다는 것을 아픈 사람은 다 안다. 연애할 때를 생각해보라. 손만 맞잡고 있어도 서로 행복감을 느낀다. 약손요법을 할 때는 꼭 받는 이의 아픈 몸이 해달라는 대로 해주기를 바란다.

셋째, 몸과 마음의 유연성 회복을 목표로 삼는다.

앞서 왼손으로 뒤처리를 했다는 친구는 디스크를 앓는 환자를 자기 손으로 낫게 하고 싶은 욕심에 무리한 힘을 가한 것이 문제였다. 나중에 그 환자는 결국 수술을 하여 호전되었다고 하니 몇 달 동안 정성을 다한 약손이 허사였던 셈이다. 그러나 디스크 치료가 아니라 몸과 마음의 유연성 회복이 목표였다고 한다면 허사라고 볼 수가 없다. 암 환우를 대상으로 하는 약손도 마찬가지일 것이다. 치료는 전문 의료인에게 받더라도 치료받으면서 불편했던 몸과 마음을 약손으로 조금이나마 회복하겠다는 목표를 세워야 한다. 그러면 '약손 정신'을 가진 훌륭한 가족 의사가 될 수 있을 것이다.

약손의 기본형식

약손의 형식은 크게 수동적이고 소극적인 형태인 음(陰)과 능동적이고 적극적인 형태인 양(陽)으로 나뉜다. 소극적인 형태는 우리가 예상할 수 있듯이 '손얹기'와 '짚어주기', 적극적인 형태는 '쓸어주기'와 '주물러주기', '움직여주기'가 대표적이다.

1) 손얹기

사람의 몸에 손을 얹는 행위, 즉 손얹기는 인간 접촉의 시작이자 치료행위의 원초적 모습이다. 우리는 어디가 아플 때 거의 무의식적으로 그곳을 손으로 덮거나 감싼다. 특히 사랑하는 사람의 아픔을 덜어주고 싶은 마음이 간절할 때는 자기도 모르게 아픈 곳에 손을 얹어서 조심스레 덮어주고 감싸주고 잡아준다. 이처럼 손을 아픈 부위에 얹는 것은 본능적인 치료행위이다. '기치료'라는 것도 이런 행위의 일종이다.

2) 짚어주기

짚어주기는 손얹기에 약간 힘을 더하는 것이다. 손얹기보다 더 큰 효과를 기대할 수 있는데, 이때 약손을 하는 사람, 즉 주는 사람과 받는 사람 간의 의사소통이 중요하다. 힘을 어느 정도 더 주어야 적당한지 주는 사람은 잘 모르기 때문이다.

3) 쓸어주기

손얹기의 모양 그대로 가볍게 문질러주듯 천천히 손을 움직이는 부드럽고 온화한 수법이다. 어렸을 때 배를 쓸어주고 등을 쓸어주던 어머니의 손길을 기억하는 사람이 많을 것이다. 그처럼 쓸어주기는 강한 힘을 쓰기에는 부담이 되는 연약한 어린아이나 기력이 몹시 쇠약한 병자에게 사용하며 사용하는 부위도 배나 등처럼 펑퍼짐한 부위이다. 일반적인 성인들 사이에서는 사용할 기회가 그리 많지 않다.

4) 주물러주기

약손을 써서 몸이 좋아지면 흔히 '주물러서 병을 고쳤다'라고 표현한다. '주무르다'는 '자꾸 쥐었다 놓았다 하며 만지다'가 원뜻이지만 약손에서 '주물러주기'는 원뜻 이외에 압력을 가한 채 한쪽으로 밀거나 둥글게 돌리는 수법까지도 포함한다.

5) 움직여주기

기가 흐르는 통로인 경락을 움직이게 하는 최고의 방법은 운동 혹은 기공이다. 움직임이 둔한 아픈 사람일수록 자주 움직여줘야 하는데, 움직임은 스스로 하는 움직임과 남이 시켜주는 움직임으로 나뉜다.

다섯 가지 약손
더 자세히 살펴보기

손얹기

1) 손얹기의 효과

손얹기는 아픔을 가라앉히는 본능적 치료행위이다. 첫 번째 효과는 진통 및 진정 작용이다. 아픔뿐만 아니라 몸과 마음의 흥분을 가라앉히고 긴장을 이완시킨다. 두 번째 효과는 기력 회복 작용이다. 침체된 생리 기능을 촉진하여 쇠약한 몸이 활력을 되찾게 해준다. 약손을 시술하는 사람의 기가 빠져나간다고 생각하는 사람이 많다. 그러나 손얹기를 하다 보면 그렇지 않다는 것을 알 수 있다. 손얹기를 한 상태는 두 사람의 몸이 하나가 된 일심동체 상태이다. 여기서 기운이 조금 더 있는 시술자가 중심이 돼서 기운을 돌리면 기운이 부족한 환자의 통증이 없어지고(通則不痛) 시간이 더 지나면 시술하는 사람의 기운까지도 솟구치게 된다.

2) 손얹기의 방법

① **자세**: 일반적으로 주는 이는 앉고 받는 이는 누운 자세를 취한다. 자세

를 취함과 동시에 온몸의 긴장을 이완한다. 특히 주는 이는 목에서부터 어깨와 팔, 손끝에 이르기까지 한 군데도 긴장이 남아 있지 않도록 한다. 손바닥은 받는 이가 압박감을 느끼지 않는 한도에서 시종일관 밀착해야 한다.

이때, 손을 얹는 부위는 정해진 곳이 없다. 받는 이가 손얹기를 원하는 곳이 있다면 어디든지 그곳에 먼저 손을 얹는다. 기운을 보충하기 위해 손얹기를 하고 싶다면 단전(丹田) 부위가 좋다.

② **호흡과 정신집중** : 손을 얹은 다음에는 양쪽이 모두 잔잔하고 자연스러운 호흡이 되도록 잠시 숨결을 고른다. 숨결이 같아지면 더 이상 호흡에는 신경을 쓰지 않는다. 양쪽 모두 일체 잡념을 털어버리고 오직 손 얹는 부위에만 정신을 집중한다. 의식적으로 반응을 추구하거나 염력으로 기를 주입하거나 빨아들인다고 하는 것과는 근본적으로 다르다. 오직 무념무상의 명상 상태에 이르는 것이 좋다. 이것은 주는 이와 받는 이 모두에게 적용된다.

③ **시간**: 손얹기를 하는 시간 역시 받는 이가 만족할 때까지 하는 것이 원칙이다. 상황에 따라 최소 5분에서 20분까지 할 수 있는데 받는 이에 따라 더 오래 해야 할 때도 있다.

손얹기의 몇 가지 참고 사항

- 얹는 손에 압력을 더하고 싶을 때는 양손을 십자형으로 겹쳐서 덮어준다.
- 넓은 부위에 손을 얹을 때는 양손을 나란히 모아서 덮어주거나 감싸준다.
- 팔다리와 같이 길쭉한 부위는 좌우에서 마주 덮어주거나 위아래로 높이를 달리하여 덮어준다.
- 한쪽 손은 위에서 덮어주고 다른 손은 아래에서 받쳐준다.

짚어주기

1) 짚어주기의 효과

짚어주기는 누른 상태를 잠시 그대로 유지하기 때문에 손얹기와 함께 음 (陰)의 형식, 즉 수동적인 약손에 해당한다. 손얹기처럼 진통, 진정, 기력 회복 작용도 하지만 짚어주기만의 효과가 두 가지 더 있는데, 기혈 소통 효과와 경락 살피기 효과이다. 받는 이의 몸을 손으로 지그시 누르면 몸 안의 모든 조직은 압력을 받게 된다. 그 압력으로 기혈은 일정 방향으로 이동하고 압력이 없어진 그 공간에 다시 기혈이 차오르게 된다. 이 과정을 통하여 막혔던 기혈의 흐름이 원활해진다. 기혈 순환이 안 되는 것이 모든 병의 원인임을 생각해보면 짚어주기의 효과가 대단함을 알 수 있다. 또, 손얹기를 통해서 잘 알 수 없었던 경락의 상태를 짚어주기를 통해 알 수가 있다. 짚어주기를 하면 경락의 어디가 굳어 있고 어디가 막혔는지 바로 알 수 있다.

짚어주기의 4단계

짚어주기 수법들은 기교가 필요 없는 단순한 동작들이지만, 무턱대고 누르는 건 아니고 4단계가 있다.

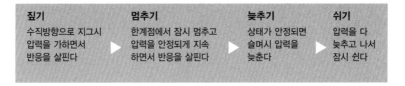

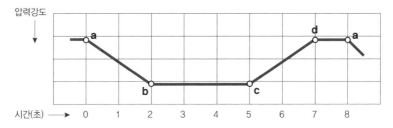

2) 짚어주기의 유형

① **덮어짚기:** 손바닥 전체에 고루 무게를 실어서 마치 상처 부위를 덮어 씌우듯이 짚는 것을 말한다. 가끔 혈자리 짚기를 할 때는 엄지를 세워 엄지 끝으로 압력을 가하기도 하는데 엄지가 벌어지면 압력이 약하고 엄지가 수 직에 가까우면 압력이 강해진다. 그러나 과도하게 엄지를 사용하면 엄지에 부담을 줄 수 있다. 될 수 있으면 손바닥이나 손뿌리, 엄지두덩이나 새끼두 덩 등을 이용하여 엄지에 가해지는 압력을 조절한다.

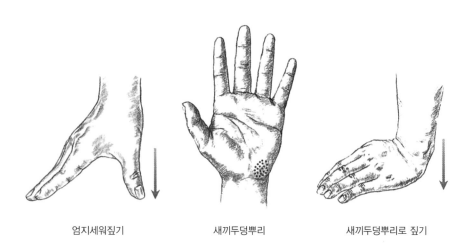

| 엄지세워짚기 | 새끼두덩뿌리 | 새끼두덩뿌리로 짚기 |

② **잡아짚기:** 덮어짚기는 허리, 허벅지 등 넓은 면을 짚는 데 유용하다
면, 잡아짚기는 팔다리나 손발처럼 손아귀를 이용하여 잡을 수 있는 부위
에 더 적합하다.

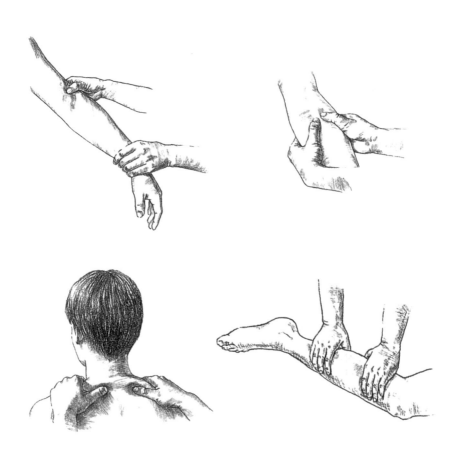

3) 걸음마식 짚어주기

짚어주기, 즉 덮어짚기와 잡아짚기를 좀 더 쉽게 할 수 있게 하려고 이동현 선생이 독창적으로 발견해낸 방법이 있다. 바로 걸음마식 짚어주기이다. 마치 걸음마를 걷듯이 한 손씩 번갈아 짚어주기를 하는 것이다.

이동현 선생은 저서 《기와 사랑의 약손요법》에서 '걸음마식은 나 자신의 오랜 경험과 모색 끝에 터득한 방식으로, 약손 쓰기의 두드러진 특징 중 하나'라고 했다. 이 방법을 고안하기까지 오랜 기간 기공 수련이 영향을 미쳤을 것이라 짐작되는 부분이다.

4) 걸음마식 덮어짚기 연습

① 양손에 몸무게를 균등하게 싣는다.

② 잠시 후 오른손 팔꿈치를 조금 굽히면서 압력을 늦추면 몸무게는 전부 왼손에 실리게 된다.

③ 오른손은 압력을 늦춘 채 왼손의 멈추기가 끝날 때까지 잠시 제자리에서 쉰 후에 한 걸음 앞으로 옮겨 짚고서 팔꿈치를 뻗는다. 이때, 누른다는 생각이 아니라 팔꿈치를 뻗는 것이 중요하다.

④ 왼손의 압력을 서서히 늦추면 몸무게가 오른손으로 이동하면서 자연스럽게 압력을 가할 수 있다.

⑤ 손을 멈추고 압력을 가하는 동작을 잠시 지속하다가, 이번에는 왼손을 한 걸음 앞으로 옮겨 짚고서 팔꿈치를 펴고 난 후에 오른손의 압력을 늦춘다.

⑥ 이것을 반복하는 것이 걸음마식이다. 이때, 압력을 가하는 속도는 압력을 늦추는 속도를 빠르게 하느냐 느리게 하느냐에 달려 있다.

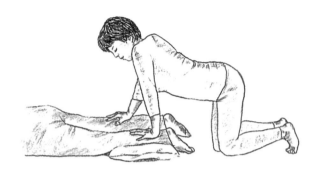

5) 걸음마식 잡아짚기 연습

덮어짚기와 비슷하나 차이점이 있다. 덮어짚기는 한쪽 손의 압력을 늦추어야만 다른 쪽 손에 몸무게가 실리면서 압력이 가해지는 데 비해, 잡아짚기는 한쪽 손으로 계속 거머쥔 채, 즉 압력을 늦추지 않고서도 다른 쪽 손으로 압력을 가할 수 있다. 변함없고 지속적인 압력은 받는 이에게 더욱 안정감을 준다.

쓸어주기

1) 쓸어주기의 효과

쓸어주기는 손얹기와 손 모양도 같고 압력을 가하지 않는 점도 같아서 그 효과도 거의 같다. 즉, 진통과 진정 작용을 하고 기력 회복 작용을 한다. 단, 손얹기와 달리 계속 손을 움직이기 때문에 기의 교류라든가 심신의 안정 효과는 덜하다. 대신 침체된 생리 기능을 촉진하여 활력을 되찾게 한다는 점에서는 손얹기보다 효과적이다. 따라서 쓸어주기를 날마다 계속하면 허약체질을 개선하는 강정효과를 얻을 수 있다. 실제로 허약한 어린이는 특별한 증상이 나타나지 않을 때도 일상적으로 배 쓸어주기와 등 쓸어주기를 해주면 몇 달 안에 몰라보게 튼튼해진다.

쓸어주기는 쓸어내리기, 쓸어돌리기, 쓰다듬기 수법을 사용한다. 이 세 가지 수법을 모두 수십 번씩 반복하여야만 충분한 효과를 얻을 수 있다.

1) 쓸어주기의 유형

① **쓸어내리기**: 손바닥을 밀착하여 천천히 한쪽 방향으로 가볍게 문지르기를 반복한다. 대개 위에서 아래로 쓸어내린다. 쓸어주면서 의식적으로 압력을 가해서는 안 된다. 압력을 가하면 짚어밀기가 된다.

② **쓸어돌리기**: 손바닥을 밀착하여 천천히 원을 그리듯이 손을 돌린다. 시곗바늘 방향으로 돌리는 것을 원칙으로 한다. 배 부위에 쓸어돌리기를 할 때는 작은 동그라미에서 시작하여 점점 크게 동그리미를 그리다가 다시 작은 동그라미로 돌아간다.

③ **쓰다듬기**: 팔, 다리처럼 손으로 잡을 수 있는 부위는 잡아주기의 손 모양 그대로 어루만지듯이 쓸어올리고 쓸어내린다.

주물러주기

1) 주물러주기의 효과

주물러주기의 효과는 다음과 같다.

첫째, 생리 기능이 침체되는 신경 마비나 저림 혹은 근육의 위축이나 이완, 피부의 부종이나 냉증 등 이른바 음증(陰證)을 개선하는 효과가 있다.

둘째, 경맥과 경혈을 자극하여 경락 전체 기혈을 움직여줌으로써 내장 기능을 조절하는 효과가 있다.

셋째, 근육 경직이나 피하의 응어리를 풀어주어 신체 유연성을 높이는 효과가 있다.

2) 주물러주기의 유형

① **짚어밀기**: 손바닥 전체나 손뿌리 등을 접착시킨 채 힘을 실어 누른 다음 그 압력을 그대로 유지한 채 앞쪽으로 밀어내기를 반복한다.

② **짚어돌리기**: 짚어밀기처럼 압력을 유지한 채 시곗바늘 방향으로 돌리기를 반복한다.

③ **잡아주무르기**: 손아귀 전체에 고루 힘을 주어 지그시 쥐었다 놓았다 하기를 반복한다. 팔뚝이나 손목, 발목 등 그다지 굵지 않은 근육을 풀어주기에 적당하다.

움직여주기

기혈의 순환을 원활하게 하여 건강을 유지하는 데 약손 쓰기의 목적이 있다. 이때 가장 효과적인 것이 몸을 움직여주는 것이다. 이 때문에 서양에서는 운동이 강조되었고 동양에서는 도인(導引)법이 전해졌다.

1) 움직여주기의 효과

움직여주기의 효과는 다음과 같다. 첫째, 받는 이의 몸을 움직일 수 있는 범위까지 최대한 움직여줌으로써 근육 경화와 관절 유착을 방지하는 효과를 볼 수 있다. 둘째, 경락을 늘여 펴는 동작을 통해 각 경락의 이상을 발견할 수 있고 약손의 효과를 확인 할 수 있다. 셋째, 제자리를 벗어난 관절을 정상적인 위치로 되돌려 주고 삐뚤어진 뼈대를 바로잡아줄 수 있다.

단, 이런 효과를 얻기 위해서는 앞에서 소개한 네 가지 방식(손얹기, 짚어주기, 쓸어주기, 주물러주기)으로 근육과 경락을 충분히 이완시키고 나서 조심스럽게 점차 가동 범위를 넓혀나가야 한다. 급격하고 무리한 동작은 오히려 역효과를 낼 수 있다.

2) 움직여주기의 유형

① **늘여펴기(굽혀펴기, 잡아당기기)**: 늘여펴기의 원형은 기지개 켜기이다. 근육을 한껏 늘여 펴되 한계점에서 잠시 정지 상태를 유지한다. 늘여펴기에는 굽혀펴기와 잡아당기기가 포함된다. 굽혀펴기는 최대한 굽힌 시점에서, 잡아당기기는 최대한 잡아당긴 시점에서 잠시 정지 상태를 유지한다.

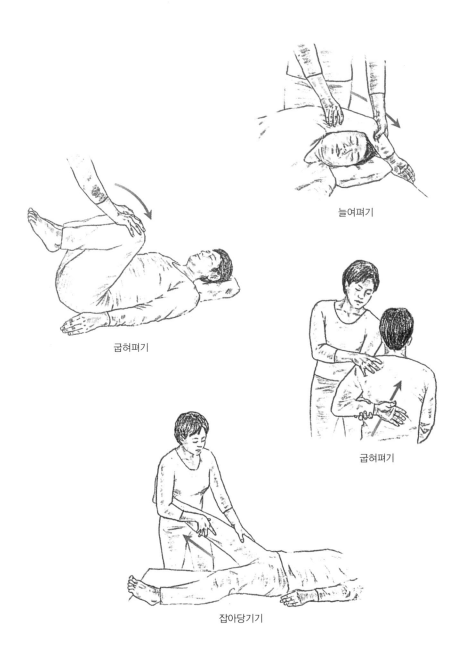

늘여펴기

굽혀펴기

굽혀펴기

잡아당기기

② **돌리기(비틀기)**: 돌리기의 대상이 되는 것은 어깨, 손목, 발목의 관절
과 고관절, 그리고 목과 허리 등 회전이 가능한 관절들이다. 돌릴 때는
한쪽 손으로 관절 부위를 감싸거나 몸통을 고정하고, 다른 쪽 손으로

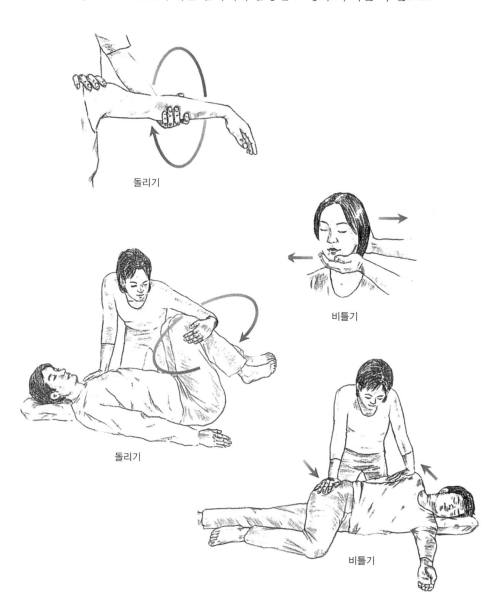

돌리기

비틀기

돌리기

비틀기

천천히 돌리면서 점차 움직이는 범위를 넓혀나간다. 비틀기는 돌리기에 포함되지만 최대한 돌리다가 잠시 정지 상태를 유지한다는 것이 돌리기와 다르다.

③ **흔들기**: 흔들기 대상은 팔과 다리에 국한되지만 팔다리의 진동은 몸통과 내장까지 전달되어 긴장된 근육과 척추 관절을 이완시키고 침체된 내장 기능에 활기를 준다. 이런 효과를 얻기 위해서는 주는 이 자신부터 여분의 긴장을 이완시키고서 살랑살랑 가볍게 흔들어야 한다.

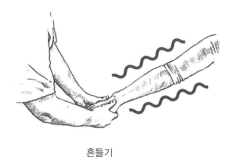

흔들기

12경락 늘여펴기

아픈 사람을 위한 약손도 굉장히 중요하지만, 약손을 시술하는 사람의 건강을 유지하기 위한 약손 역시 중요하다. 따라서 12경락 늘여펴기, 즉 이동현식 건강 기공을 소개한다.

필자는 '기공'을 1990년대 초반 이동현 선생의 《건강 기공》,《생활 기공》 등의 책을 통해 처음 접했다. 우리나라에 '기공'을 처음 소개한 사람이 바로 이동현 선생이다. 다음 내용은 이동현 선생의 동의를 구해 기공에 대한 선생의 글을 요약 정리하여 실었음을 밝힌다.

수태음폐경 / 수양명대장경

1) 기본자세

등받이 없는 걸상에 바로 앉는다. 양팔을 몸통에서 30도가량 벌어지게 해서 늘어뜨린다. 허리를 펴고 턱은 조금 당기듯이 한 다음 긴장을 풀고 온 몸을 이완시킨다.

2) 수태음폐경

양팔을 뒤로 한껏 뻗어 올린다. 가슴을 펴고 상체를 약간 숙이면서 위를 향한 손바닥을 손등 쪽으로 바싹 젖힌 후 손끝이 위로 향하도록 바깥쪽으로 돌리고서 엄지손가락에 힘을 주어 최대한 젖혀 올린다. 가슴에서 위팔, 아래팔을 거쳐 엄지손가락에 이르는 폐경 경락이 펴지는 것을 느낄 수 있다. 이 자세에서 천천히 두 번 호흡을 한 후, 팔의 긴장을 일시에 풀면서 기본자세로 돌아간다.

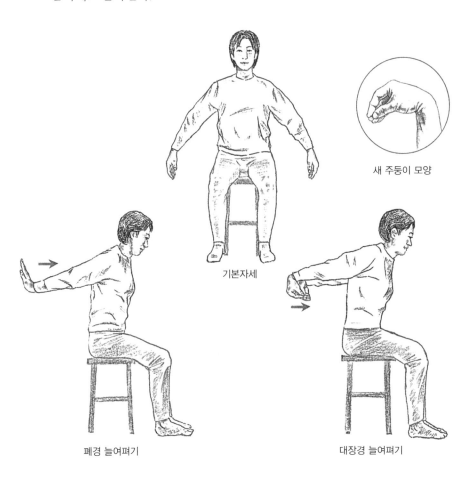

새 주둥이 모양

기본자세

폐경 늘여펴기

대장경 늘여펴기

3) 수양명대장경

폐경과 마찬가지로 손바닥을 뒤쪽으로 돌리고 양팔을 뒤로 한껏 뻗어 올린다. 상체를 약간 숙이면서 손바닥과 손가락을 새 주둥이 모양으로 오므리고 손목을 한껏 굽힌 채 안쪽으로 틀어 돌려 손끝이 앞쪽을 향하도록 한다. 어깨에서 집게손가락에 이르는 대장경 경락이 퍼지는 것을 느낄 수 있다. 이 자세에서 두 번 길게 호흡을 한 후, 일시에 팔의 긴장을 풀면서 기본 자세로 돌아간다.

족양명위경 / 족태음비경

1) 기본자세

방바닥에 방석을 깔고서 무릎을 꿇고 바로 앉는다. 양 무릎 사이는 주먹 하나가 들어갈 정도로 벌린다. 허리를 펴고 양손은 무릎 위에 얹고서 긴장을 풀고 온몸을 이완시킨다.

2) 족양명위경

양팔을 머리 위로 뻗은 채 윗몸을 뒤로 넘어뜨린다. 등을 방바닥에 대고 누워서 양팔을 한껏 뻗은 자세를 유지한다. 목에서부터 가슴과 배를 거쳐 넓적다리 앞쪽과 정강이, 발등에 이르는 위경 경락이 퍼지는 것을 느낄 수 있다. 이 자세에서 천천히 두 번 호흡한 후 기본자세로 돌아간다. 이 자세가 어려울 때는 등 뒤가 닿는 방바닥에 방석을 여러 장 포개놓고서 연습하면 된다.

3) 족태음비경

작은 위경의 늘여펴기와 동일하다. 다만 궁둥이 밑의 발 모양이 조금 다르다. 위경 늘여펴기는 양쪽 발끝을 붙이고 발꿈치 사이는 벌어지게 하고 앉고, 비경 늘여펴기는 양쪽 발꿈치보다 발끝 사이를 벌어지게 하고 앉는다는 점이 다르다. 발끝 사이를 벌어지게 하고 앉으면 몸무게가 비경의 시작점인 엄지발가락에 실리기 때문에 그리로 힘이 들어가게 된다.

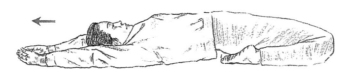

위경·비경 늘여펴기

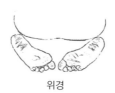

위경

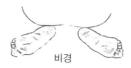

비경

수소음심경 / 수태양소장경

1) 기본자세

등받이 없는 작은 걸상에 앉아서 양팔을 몸통에서 30도가량 벌어지게 좌우로 늘어뜨린다. 허리를 펴고 턱은 조금 당기듯이 하고 목, 어깨, 팔과 손끝까지 긴장을 풀고 이완시킨다.

2) 수소음심경

무릎 위에서 양손바닥을 합친 뒤 양팔을 천천히 앞으로 들어 머리 위로 쑥 뻗어 올린다. 손바닥을 붙인 채 팔꿈치를 뒤쪽으로 굽혀 집게손가락 끝이 제7목뼈에 가 닿도록 한다. 겨드랑이부터 위팔, 아래팔을 거쳐 새끼손가락에 이르는 심경 경락이 퍼지는 것을 느낄 수 있다. 이 자세에서 천천히 두 번 호흡을 한 후, 팔의 긴장을 일시에 풀고 합장도 풀면서 기본자세로 돌아간다.

3) 수태양소장경

양손바닥을 합쳐서 머리 위로 뻗어 올리는 데까지는 심경과 같다. 다음에 팔꿈치를 뒤쪽으로 굽힐 때는 양쪽 손바닥 대신 손등을 맞붙이고 새끼손가락 끝이 제7목뼈에 가 닿도록 한다. 겨드랑이 뒤쪽에서 위팔, 아래팔을 거쳐 새끼손가락에 이르는 소장경 경락이 퍼지는 것을 느낄 수 있다. 이 자세에서 길게 두 번 호흡을 한 후, 팔의 긴장을 일시에 풀면서 기본자세로 돌아간다.

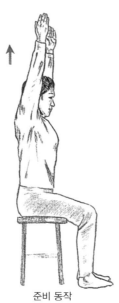

준비 동작

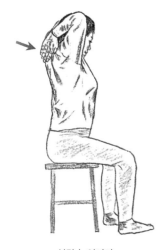

심경 늘여펴기

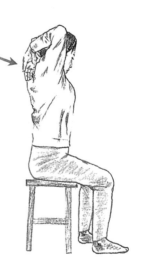

소장경 늘여펴기

족태양방광경 / 족소음신경

1) 기본자세

방바닥에 앉아서 양다리를 나란히 앞으로 뻗는다. 양손을 넓적다리에 얹고 허리를 곧추세우되 목, 어깨, 팔의 긴장을 풀고 온몸을 이완시킨다. 동작을 진행할 때도 다리오금 부위가 방바닥에서 떨어지지 않도록 한다.

2) 족태양방광경

양팔을 앞쪽으로 뻗으면서 윗몸을 천천히 굽혀 손끝으로 발가락 끝을 잡도록 한다. 방광경이 유연하면 손바닥으로 발바닥을 감쌀 수 있고 얼굴이 무릎에 닿을 수 있다. 손끝이 발가락에 닿지 않더라도 등허리의 방광경을 한껏 늘여 편 자세에서 길게 두 번 호흡한 후 천천히 윗몸을 일으켜 기본자세로 되돌아간다. 다리오금이 몹시 땅기면서 무릎이 올라가는 쪽에 문제가 있음을 알 수 있다.

3) 족소음신경

동작은 방광경의 늘여펴기와 동일하다. 다만 방광경 늘여펴기는 윗몸을 굽힐 때 양쪽 발끝을 붙여 세우는데 신경 늘여펴기는 발끝을 바깥쪽으로 (좌우로) 벌린다는 점이 다르다. 발끝을 좌우로 벌리면 신경 경락에 힘이 들어가게 된다.

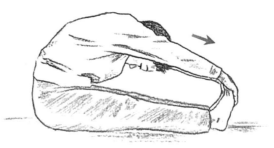

방광경·신경 늘여펴기

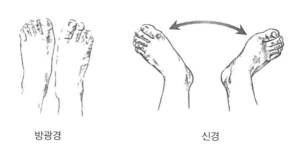

방광경   신경

수궐음심포경 / 수소양삼초경

1) 기본자세

앞의 수소음심경, 수태양소장경과 같다.

2) 수궐음심포경

양손으로 깍지를 끼고 손바닥을 위로 향하게 하고서 머리 위로 한껏 뻗어 올렸다가, 양팔을 좌우로 내려 어깨와 수평이 되게 뻗는다. 아래를 향한 손바닥을 바싹 젖혀 올려 손끝은 위를 향하고 장심(손바닥 한가운데)은 좌우를 향하게 한 채, 특히 가운뎃손가락에 힘을 주어 한껏 젖히도록 한다. 가슴에서 손바닥에 이르는 심포경 경락이 펴지는 것을 느낄 수 있다. 이 자세에서 길게 두 번 호흡을 한 후, 팔의 긴장을 일시에 풀면서 아래로 내려 기본자세로 돌아간다.

3) 수소양삼초경

양팔을 좌우로 뻗는 데까지는 심포경과 같다. 그다음에 손가락을 새 주둥이 모양으로 오므리고 손목을 한껏 아래로 굽힌 후 손끝을 앞쪽으로 틀어 돌리면 어깨에서 손등에 이르는 삼초경 경락이 펴지는 것을 느낄 수 있다. 길게 두 번 호흡을 하고 나서, 팔의 긴장을 풀면서 기본자세로 돌아간다.

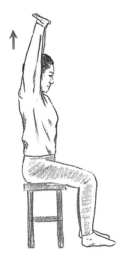

준비 동작

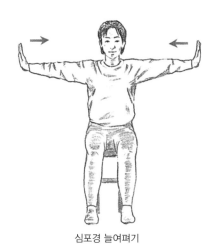

심포경 늘여펴기

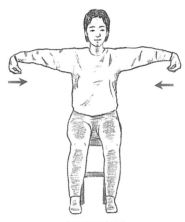

삼초경 늘여펴기

족소양담경 / 족궐음간경

1) 기본자세

방바닥에 앉아서 양다리를 좌우로 한껏 벌리되 오금이 뜨지 않도록 다리를 곧바로 뻗는다. 허리를 펴고 양손은 넓적다리 위에 얹고서 긴장을 풀고 온몸을 이완시킨다.

2) 족소양담경

양손으로 깍지를 끼고 손바닥은 바깥쪽으로 돌리고서 왼쪽 발끝을 향해 팔과 함께 윗몸을 한껏 굽힌다. 이때 오른쪽 발끝을 안쪽으로 쓰러뜨리면 겨드랑이에서 넓적다리 바깥쪽을 거쳐 발등에 이르는 오른쪽 담경 경락이 펴지는 것을 느낄 수 있다. 길게 두 번 호흡을 하고 나서 기본자세로 돌아간다.

3) 족궐음간경

윗몸을 왼쪽으로 굽히면서 왼쪽 발끝을 바깥쪽으로 쓰러뜨리면 왼쪽 허벅지에서 엄지발가락에 이르는 간경 경락이 펴진다. 그와 동시에 오른쪽 다리는 담경이 펴진다. 따라서 좌우 양쪽으로 번갈아 윗몸을 굽히면 좌우 양다리의 간경과 담경이 펴진다. 위의 동작이 어려울 때는 '발바닥 맞붙이고 앉아서 윗몸 굽히기'로 담경, 간경 늘여펴기를 해도 된다.

이동현 선생은 의자에 앉은 자세로 손의 여섯 개 경락을 각각 두 번씩 차례로 늘여 펴고 나서, 방바닥에 앉은 자세로 발의 여섯 개 경락을 각각 두 번씩 차례로 늘여 펴기를 권한다. 필자는 순서를 바꿔, 경락의 흐름에 따라 폐경, 대장경, 위경, 비경, 심경, 소장경, 방광경, 신경, 심포경, 삼초경, 담경, 간경 순서로 한 번 하고 다시 같은 순서로 한 번 더 반복한다.

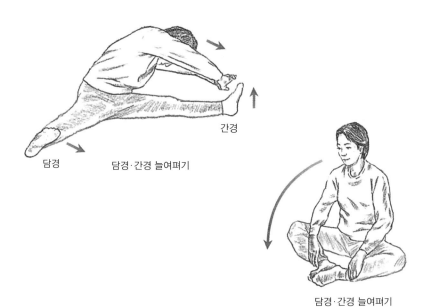

간경

담경

담경·간경 늘여펴기

담경·간경 늘여펴기

여러 자세에서 약손 쓰기

엎드려 누운 자세에서 약손 쓰기

여러 자세 중 가장 기본이 되는 자세이다. 경험이 없는 사람이라도 가슴과 배를 제외한 모든 부위를 안전하게 손볼 수 있으며, 단시간에 온몸의 긴장을 풀어줄 수 있기 때문이다. 또 등에는 방광경 1선과 2선이 흐르며, 6장 6부의 수혈이 있으므로 우리 몸 전체를 손볼 수 있다는 장점이 있다. 엎드려 누운 자세에서 약손 쓰기는 발 쪽에서 시작하여 다리, 허리, 등을 거쳐 머리까지 올라갔다가 다시 발까지 돌아오는 방식이다. 근육의 긴장 완화에 신경 쓰면서 올라갈 때는 대충 빠르게 올라가고 내려올 때는 이상이 있는 부위를 좀 더 세심하게 손봐야 확실한 효과를 볼 수 있다.

1) 발목과 종아리

① 다리 흔들기

주는 이는 받는 이의 발치에 자리 잡고서 양손으로 받는 이의 양쪽 발뒤꿈치를 가볍게 잡고 좌우로 다리를 대여섯 번 살랑살랑 흔들어 긴장을 이완시킨다.

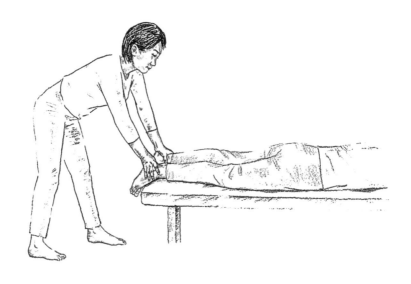

② 장딴지에 손얹기

양손바닥으로 양쪽 장딴지를 가볍게 감싸듯이 하면서 손을 얹은 채 잠시 근육의 긴장도를 살핀다. 다음에는 체중을 양손에 실어 지그시 덮은 채 다시 반응을 살핀다.

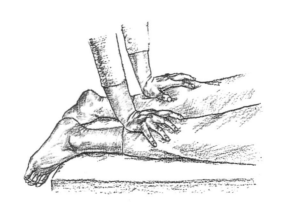

③ 발뒤꿈치 힘줄 늦추기

걸음마식 덮어짚기로 몇 차례 제자리걸음을 하면서 압력의 강도를 조절한 후, 조금씩 아래로 손을 옮겨 발뒤꿈치 뼈까지 내려오면서 손뿌리로 발뒤꿈치 힘줄을 몇 번 짚어준다.

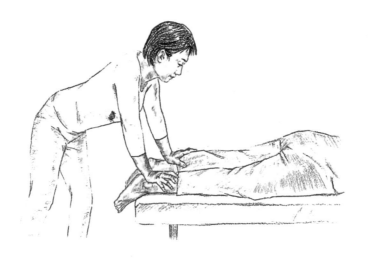

④ 발목의 방광혈 찍어 짚기

양쪽 엄지를 세워 바깥쪽 복사뼈 뒤 곤륜혈을 교대로 찍어 짚으면서, 어느 쪽에 압통이 있는지, 압통은 어느 정도인지를 살피고, 압통이 있으면 조심스레 몇 번 더 짚어준다.

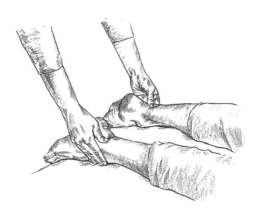

⑤ 발뒤꿈치와 발바닥 짚기

양쪽 발뒤꿈치를 잡아 짚고 나서 엄지를 세워 발바닥 용천혈을 몇 번 교대로 짚는다. 시간 여유가 있으면 발바닥 전체를 골고루 짚어주어도 좋다.

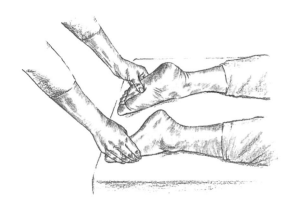

⑥ 장딴지의 방광혈 짚기

다시 발목의 곤륜혈을 엄지로 짚고, 발뒤꿈치 힘줄 바깥쪽 가장자리를 따라 비양혈까지 걸음마식으로 짚어 올라간 후 장딴지 중앙의 승산혈을 짚는다. 그다음 장딴지 윗부분을 손바닥으로 감싸 짚으면서 다리오금까지 올라간다.

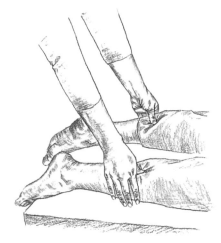

2) 넓적다리 뒤쪽과 엉덩이

① 다리오금 살피기

무릎 관절 뒤쪽인 오금에는 동맥과 정맥, 좌골신경 등이 얕게 깔려 있고 사총혈의 하나인 위중혈이 있어 아주 민감하다. 덮어주기나 걸음마식 덮어 짚기로 조심히 살피고 나서 손뿌리나 새끼두덩뿌리로 차분하게 짚어준다.

② 넓적다리 뒤쪽 풀어주기

오금혈과 엉덩이 사이에는 태양경이 깊숙하게 흐른다. 아래서부터 위를 향해 손뿌리를 사용하여 걸음마식으로 천천히 짚어 올라가면서 근육의 긴장을 이완시킨다. 이때 주는 이는 받는 이의 발치에서 왼쪽 무릎 바깥쪽으로 조금씩 자기 몸을 옮기도록 한다. 그다음 은문혈과 궁둥뼈(좌골) 바로 밑

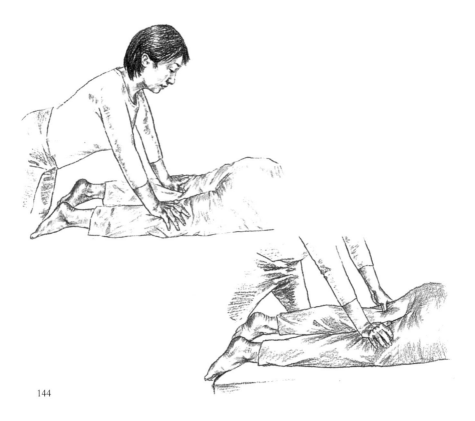

의 승부혈을 엄지로 짚으며 살핀다. 여기는 암 반응혈이라고 하는 신대극혈이 있는 자리이므로 주변을 충분히 이완할 필요가 있다.

암 반응혈

1970년부터 중국의 종합병원 열 군데에서 암 확진 환자 2,412명을 대상으로 검사한 결과, 98퍼센트 이상이 특정 혈자리에서 반응했다. 그 혈자리를 암 반응혈이라 했는데, 정식 명칭은 신대극혈이다. 98퍼센트라는 높은 수치를 그대로 받아들이기에는 문제가 있지만 암 반응혈의 존재 자체는 가능성이 있다. 따라서 암 환자를 위한 약손요법에서 신대극혈을 중심으로 자극하고 신내극혈을 보조적인 반응혈로 잡는다. 신대극혈은 승부혈과 위중혈 중간에서 아래로 0.5촌, 밖으로 0.5촌 되는 곳에 있다. 신내극혈은 승부혈과 위중혈 중간에서 아래로 0.5촌, 안으로 0.5촌 되는 곳이다.

암 반응혈	같이 반응이 나타나는 혈	병명
신대극	경추 5	후두암
신대극	전곡택	갑상선암
신대극	폐수	폐암
신대극	견정	유방암
신대극	승만(좌)	위암
신대극	간수	간암
신대극	신수	신장암
신대극	방광수 · 중극	방광암
신대극	생식혈	전립선암
신대극	차료 · 대맥	자궁암
신대극	차료 · 기중	난소암
신대극	천추	결장암
신대극	대장수	직장암
신대극	격수	백혈병
신대극	경추 6	임파선암
신대극	이수	췌장암

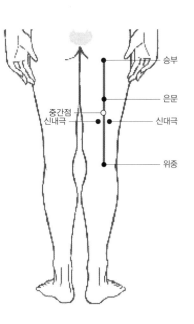

- 전곡택: 곡택혈 아래 1촌
- 생식혈: 차료혈 안쪽으로 0.5촌
- 기중: 기해혈 옆 1.5촌
- 이수: 격수혈과 간수혈의 사이(앞에서는 췌수혈이라고 함)

③ 엉덩잇살 짚어돌리기

양손바닥으로 볼깃살을 감싸듯이 위쪽으로 살며시 밀어 올린다. 그다음 다섯 손가락 사이를 벌려 좌우 엉덩잇살을 크게 움켜잡듯이 하고서 압력을 가한 채 양손바닥을 교대로 둥글게 돌리기를 몇 차례 반복한다.

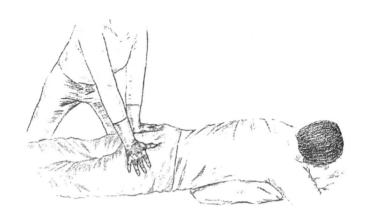

④ 엉치뼈 덮어짚기

주는 이는 자기 몸 위치를 위쪽으로 옮기고서, 양손바닥을 십자형으로 겹쳐서 엉치뼈(천골) 전체를 두세 번 천천히 짚어준다. 이때 압력은 비스듬히 발치를 향하도록 한다.

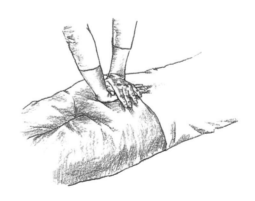

⑤ 엉치뼈 구멍 짚기

양손 엄지를 세워 엉치뼈에 있는 네 쌍의 구멍을 위에서 아래로, 아래에서 위로 차례차례 손을 모아 짚되 특히 둘째 구멍의 반응을 살핀다. 둘째 구멍은 엉덩이뼈 돌기 하단 안쪽에 있다.

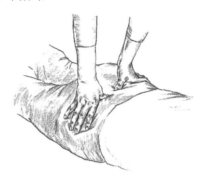

⑥ 엉치뼈 밀어내리기

엉치뼈 구멍 짚기에 이어 엉치뼈 바로 위쪽 4번, 5번 허리뼈 좌우 오목한 곳(대장수혈)도 짚어주고 나서, 왼손바닥은 등을 짚고 오른손뿌리로 엉치뼈 상단을 짚어서 밀어내리기를 두세 번 반복한다.

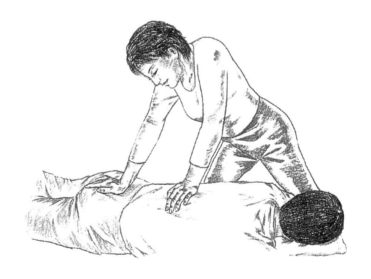

3) 등허리와 어깻죽지

① 잔허리 감싸짚기

양손 끝을 바깥쪽으로 돌려 엄지두덩뿌리를 서로 맞닿게 하여 잔허리 부위(갈비뼈 하단과 엉덩뼈 상단 사이)를 부드럽게 감싸면서 두세 번 짚어준다. 누를 때는 천천히 숨을 내쉬고, 늦출 때는 조금 빨리 숨을 들이쉬면서 받는 이도 함께 호흡을 맞추도록 유도한다.

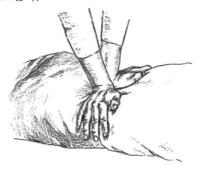

② 신수 부위 짚기

신수혈 부위는 신장을 비롯한 비뇨·생식기 계통과 하반신의 모든 기능이 반영되어 나타나는 곳이다. 양손 엄지를 세워 조심스럽게 몇 번 짚는다.

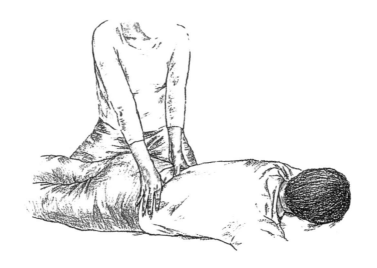

③ 등의 반응구 살피기

다시 허리에서부터 어깨뼈까지 좌우 등줄기를 덮어짚기로 짚어 올라가
면서 소화기(간담, 비위) 반응구, 호흡·순환(심, 폐) 반응구의 상태를 살핀
다. 등 부위 방광경 수혈 외우는 공식(61쪽 참고)을 활용하면 된다.

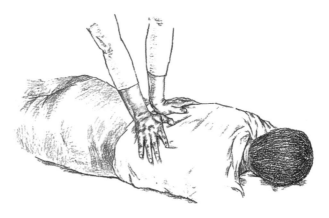

④ 등줄기 늘여펴기

왼손바닥으로 왼쪽 어깨뼈를 짚고 오른손뿌리로 오른쪽 엉덩뼈 상단을
아래쪽으로 짚어 내리면서 등줄기를 늘여 편다. 같은 방식으로 오른쪽 어
깨뼈를 짚고 왼쪽 엉덩뼈도 눌러 내린다. 그다음 오른손바닥으로 아래서부
터 척추(허리뼈와 등뼈)를 늘여 펴
듯이 짚으면서 위로 올라간다.

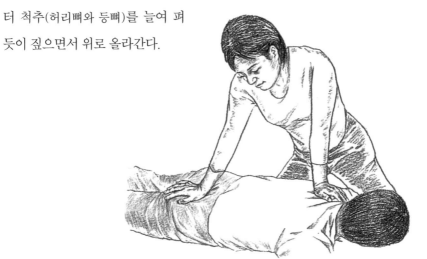

⑤ 어깻죽지 풀어주기

의자가 있으면 주는 이는 앉아서 손을 쓴다. 오른손바닥으로 왼쪽 어깨뼈를 덮고 엄지를 펴서 어깨뼈 아래쪽과 바깥쪽 가장자리를 부드럽게 짚어주면서 겨드랑이 쪽으로 올라간다. 이와 함께 왼손은 왼쪽 위팔을 천천히 잡아 짚으면서 역시 겨드랑이 쪽으로 올라간다. 이렇게 어깻죽지를 풀어준다.

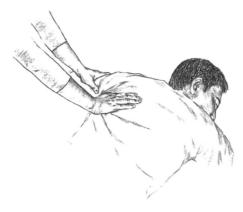

⑥ 겨드랑이 바깥쪽 잡아짚기

겨드랑이 뒤쪽에서 만난 양손 엄지는 넓은등근 상단과 겨드랑이 뒤쪽의 소장경인 노수혈 부위를 걸음마식으로 대여섯 차례 잡아 짚는다. 마지막으로 어깨뼈 한가운데 천종혈 부위의 압통 유무를 살핀다.

주는 이는 받는 이의 오른쪽으로 위치를 옮겨가서 ⑤, ⑥과 같은 방식으로 오른쪽 어깻죽지와 겨드랑이를 손본다.

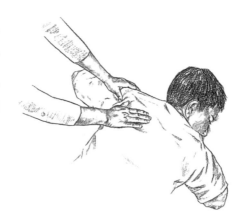

4) 뒷머리, 어깨, 등줄기

① 뒷머리 손보기

주는 이는 받는 이의 머리맡에 앉고, 받는 이는 양손을 겹친 손등 위에 이마를 얹는다. 주는 이는 열 손가락을 모두 세워 뒤통수뼈 아래 가장자리에서부터 정수리 쪽으로 올라오면서 머리 뒤쪽을 빈틈없이 골고루 짚어준다. 손끝이 닿는 범위 내에서 옆머리도 짚어준다.

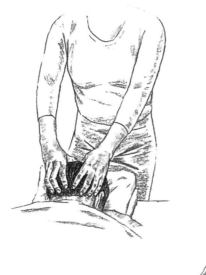

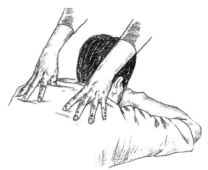

② 어깨마루 짚기

의자에 앉은 채로 받는 이의 양어깨에 가볍게 손을 얹고 엄지를 펴서 어깨마루 근육을 발 방향으로 지그시 짚어주기를 대여섯 차례 반복한다.

③ 심·폐 반응구 살피기

의자에서 일어나 양손 엄지를 세워 등의 태양경 1선을 손이 닿는 데까지 손을 모아 짚어 내려가다가 2선을 짚으면서 올라온다. 등줄기의 수혈이나 반응구의 이상 유무를 살피고, 이상이 있으면 중점적으로 손보도록 한다. 호흡 맞추기도 병행한다.

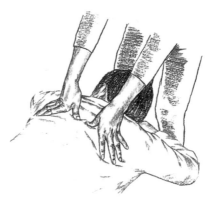

④ 척추뼈 짚어밀기

주는 이는 받는 이의 왼편으로 자리를 옮기는 동시에 걸음마식으로 척추뼈를 위에서 아래로 엉치뼈까지 짚어 밀면서 내려간다.

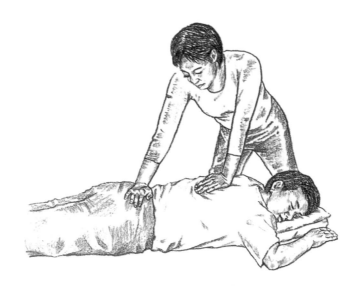

⑤ 간담·비위 반응구 살피기

주는 이는 머리 쪽으로 몸을 돌리고 손을 모아 엄지를 세워 짚으면서 간담·비위 반응구를 살핀다.

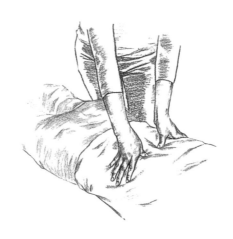

⑥ 신수 부위 손보기

양손바닥으로 잔허리를 한번 감싸 짚고 나서 엄지를 세워 신수혈 부위를 손본다. 이때 신수혈 위아래와 바깥쪽도 잘 살피도록 한다.

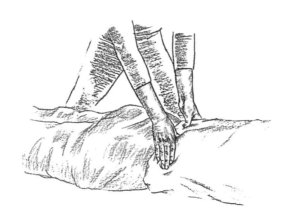

5) 왼쪽 허리, 엉덩이, 다리 뒤쪽

① 왼쪽 허리 근육 풀어주기

양손을 가지런히 모아 엄지머리로 왼쪽 허리 근육을 바깥쪽에서 안쪽으로 천천히 몇 번 짚어서 풀어준다. 압력은 배꼽 방향으로 가도록 한다.

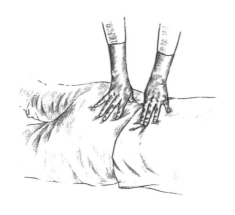

② 왼쪽 엉덩이뼈 가장자리 손보기

오른손바닥은 아래로 내려가 엉치뼈 왼쪽 엉덩이 살을 걸음마식으로 짚고 왼손 엄지는 그에 맞추어 계속해서 왼쪽 허리 근육을 짚으면서 아래로 내려간 후 왼쪽 엉덩뼈 위쪽 가장자리를 바깥쪽으로 돌아가면서 짚는다.

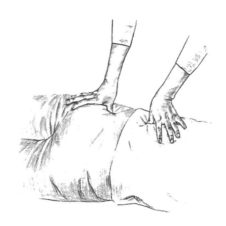

③ 왼쪽 엉덩이 짚기

걸음마식 엄지세워짚기로 왼쪽 엉덩이를 짚는데, 특히 왼쪽 가장자리와 넓적다리뼈(대퇴골) 관절 부위를 꼼꼼히 살핀다.

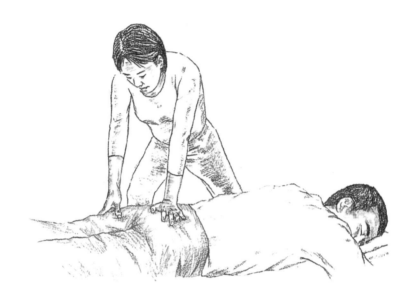

④ 왼쪽 넓적다리 뒤쪽 손보기

왼손바닥은 엉덩이를 계속해서 덮어 짚고, 오른손뿌리는 넓적다리 뒤쪽 근육을 짚으면서 오금까지 내려간다. 엄지를 세워 오금 부위의 혈자리들 (위양, 위중, 음곡)을 조심스레 손본 후 다시 올라오면서 넓적다리의 은문혈 을 손본다.

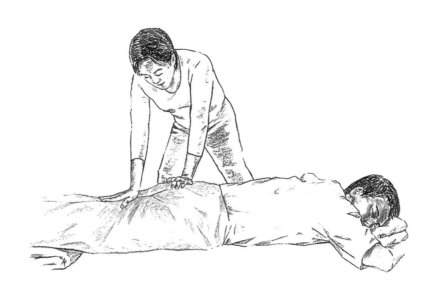

⑤ 왼쪽 장딴지 손보기

걸음마식 양손 덮어짚기로 넓적다리 뒤쪽을 짚어 내려간 후, 왼손바닥은 오금 부위를 계속 덮어 짚고, 오른손바닥으로 장딴지를 발뒤꿈치까지 짚어 내려간 후 엄지세워짚기로 발목의 곤륜혈, 장딴지의 비양, 승산혈을 손본다.

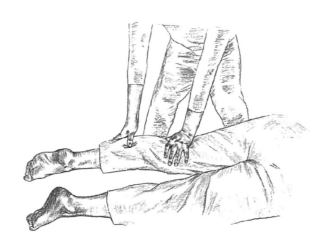

6) 왼다리 바깥쪽

① 넓적다리 소양경 짚기

왼쪽 무릎을 굽혀 올리게 하고 허벅지 밑에는 쿠션을 넣어준다. 왼손바닥은 엉덩이를 덮어 짚고, 오른손바닥은 넓적다리 소양경 부위를 무릎까지 짚어 내려갔다가 엉덩이 아래까지 되돌아온 후, 이번에는 걸음마식 양손 덮어짚기로 다시 무릎까지 내려간다.

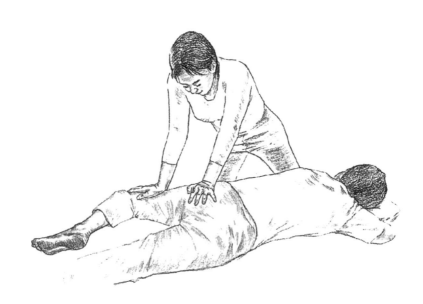

② 아랫다리 소양경 손보기

왼손바닥으로 무릎을 감싸 짚은 채 오른손바닥으로 왼쪽 종아리뼈 돌기에서 왼쪽 복사뼈까지 소양경을 따라 짚어 내려갔다가 짚어 올라온다. 다음에는 걸음마식 양손 엄지세워짚기로 무릎의 양릉천혈에서 복사뼈 아래 구허혈까지 소양경의 경락을 살피고 손본다.

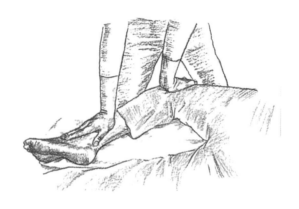

③ 발등의 소양경 손보기

양손 엄지로 바깥쪽 복사뼈 둘레를 빈틈없이 짚어준 후, 왼쪽 발등의 소양경 부위를 주무르듯이 짚어 내려가면서 족임읍혈, 경골혈 등을 손본다.

마지막으로 새끼발가락과 네 번째 발가락을 부드럽게 문지르고 비틀어준다. 여기까지 끝나면 받는 이의 다리를 펴서 원 자세로 돌아가게 한다.

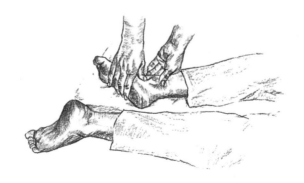

7) 오른다리 뒤쪽

① 발바닥과 발뒤꿈치 손보기

주는 이는 같은 자리에서 양손으로 받는 이의 오른쪽 발을 잡고서 발바닥과 발뒤꿈치를 엄지머리로 짚는데, 발바닥 신경의 혈인 용천혈과 안쪽 복사뼈 주위의 조해혈, 태계혈 등을 중점적으로 손본다.

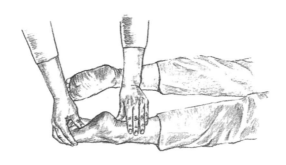

② 태양경 살피기와 손보기

발목에서부터 다리오금을 거쳐 허벅지 뒤쪽까지 걸음마식 덮어짚기로 태양경 경락을 살피면서 올라갔다가, 내려올 때는 허벅지 뒤쪽과 종아리를 크게 움켜잡듯이 하면서 엄지머리로 전체 태양경을 손본다. 발목에 와서는 앞서 나온 신경혈을 다시 한번 짚어준다.

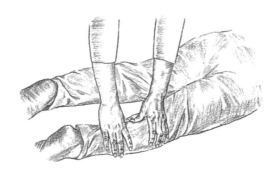

8) 왼다리 뒤쪽

주는 이는 받는 이의 오른쪽 다리 바깥쪽으로 자리를 옮기고서, 위와 똑같은 요령으로 왼쪽 다리 태양경을 손본다.

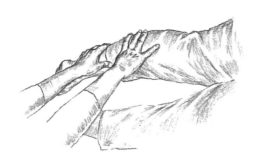

9) 오른쪽 허리, 엉덩이, 다리 뒤쪽, 바깥쪽

주는 이는 넓은 걸음마 보폭으로 양다리 뒤쪽을 짚어 올라가면서 받는 이의 허리 오른쪽으로 자리를 옮긴다. 양손을 가지런히 모아 엄지머리로 오른쪽 허리 근육을 짚어주는데 왼다리 바깥쪽을 할 때와 같은 요령으로 오른쪽 소양경을 손본다. 마지막으로 '장딴지에 손얹기'로 끝을 낸다.

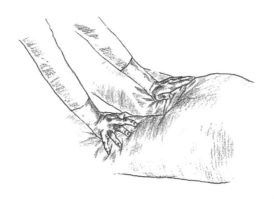

10) 엎드려 누운 자세에서 움직여주기

① 다리 쳐들어 올리기

주는 이는 받는 이의 왼쪽 엉덩이 옆에 자리 잡는다. 왼손바닥은 허리를 가볍게 덮어 짚고 오른손으로는 왼쪽 무릎 위를 밑에서부터 감싸듯이 잡고서 천천히 쳐들어 올리는데 한계점에 이르면 잠시 그대로 유지하고 나서 천천히 내려놓는다. 위와 같이 두서너 차례 반복한다. 다음에는 받는 이의 오른쪽으로 자리를 옮겨가서, 오른쪽 다리를 쳐들어 올리며 왼쪽과의 차이를 살핀다.

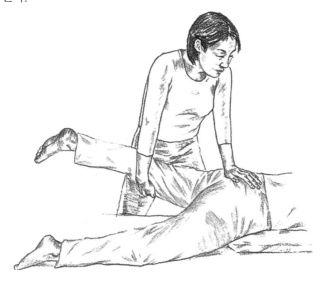

② 무릎 굽혀펴기

주는 이는 받는 이의 왼쪽 넓적다리 바깥쪽에 자리 잡는다. 왼손바닥은 엉치뼈 부위를 가볍게 덮어 짚고 오른손으로는 왼쪽 발목을 잡고서 엉덩이 쪽으로 천천히 무릎을 굽혀준다. 발뒤꿈치가 엉덩이에 닿지 않으면 위경이 굳은 것이므로, 무릎을 완전히 폈다가 굽히기를 여러 차례 반복하여 넓적다리 앞쪽 근육을 풀어준다. 발뒤꿈치가 엉덩이에 닿게 되면 발가락을 잡고 엉덩이 쪽으로 눌러서 발목을 펴준다. 다음에는 같은 요령으로 오른쪽 무릎 굽혀펴기를 하면서 좌우 차이를 살핀다.

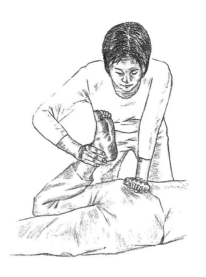

③ 무릎 굽혀 돌리기

주는 이는 받는 이의 왼쪽 엉덩이 옆에 자리 잡는다. 왼손바닥은 엉치뼈 부위를 가볍게 덮어 짚은 채 오른손으로는 왼쪽 발목을 잡고 무릎을 굽혀 종아리를 수직으로 세운 후 천천히 오른쪽으로 한껏 기울여준다. 여기까지 한 번 더 같은 동작을 하고 나서 무릎을 기점으로 아랫다리를 몇 번 회전시킨 다음 반대 방향으로도 몇 번 회전시킨다.

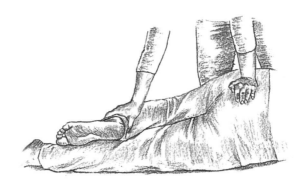

④ 발목 돌려주기

위의 동작이 끝나면 왼쪽 종아리를 수직으로 세운 채 왼손으로 발뒤꿈치를 잡고 오른손으로는 발가락 부위를 잡고서 발목을 몇 번 회전시킨 후 반대 방향으로도 몇 번 회전시킨다. 다음에는 받는 이의 오른쪽으로 자리를 옮겨, 위와 똑같은 요령으로 오른쪽 무릎을 굽혀 돌리고 발목도 돌려준다.

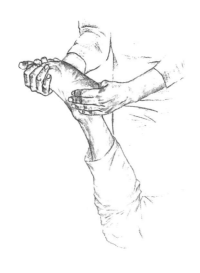

⑤ 다리 흔들기

주는 이는 받는 이의 발치에 자리 잡고서 양손으로 양쪽 발꿈치를 가볍게 잡고 각각 좌우 반대 방향으로 대여섯 번 살랑살랑 흔든다. 다음에는 양쪽 발목을 한데 모아 잡고서 좌우로 가볍게 흔들어 온몸이 S자 모양으로 흔들리도록 한다.

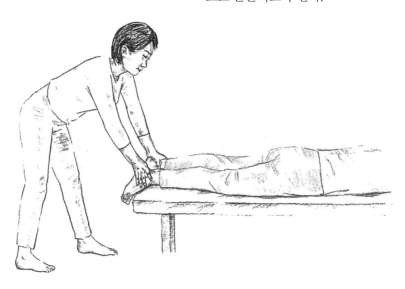

앉은 자세에서 약손 쓰기

필자는 엎드려 누운 자세 다음으로 이 자세에서 약손 쓰기를 자주 하는 편이다. 운전이나 컴퓨터 사용을 많이 하고 긴장도 많이 하는 요즘에는 어깨가 굳어 있는 사람이 많다. 병이 있어 아픈 사람이 아니어도 약손이 필요한 사람이 많다.

1) 어깨와 목

① 양어깨에 손얹기

주는 이는 받는 이가 의자에 앉아 바른 자세를 취하도록 해준 다음 받는 이의 등 뒤에 선 자세를 취한다. 양손바닥을 조용히 양어깨에 얹는데 네 손가락 끝은 빗장뼈 위에 두고 양손 엄지 끝은 7번 목뼈 부위에서 서로 마주 대하게 한다. 손바닥 전체를 어깨 위에 밀착시킨 채 천천히 두세 번 호흡을 고르는 동안 어깨의 긴장도를 살피는 것으로 온몸의 상태를 파악한다.

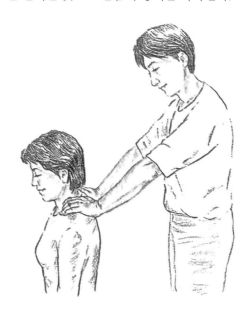

② 7번 목뼈 부위 짚어주기

네 손가락은 그대로 두고 양손 엄지를 세워 7번 목뼈나 1번 등뼈 양쪽을 모두 손으로 지그시 한번 짚은 채 잠시 압력을 지속한다. 이때 주는 이의 몸은 받는 이의 등에서 떨어져 있어야 하며 양쪽 팔꿈치는 충분히 펴져 있어야 한다. 엄지로 누른다기보다 몸무게를 실어 밀어내듯이 하면서 나머지 네 손가락으로 빗장뼈 위를 짚어 받는 이의 몸이 앞으로 기우는 것을 막아준다.

③ 어깨뼈 사이 살피기

주는 이는 받는 이의 등뼈 양쪽 태양경 1선을 걸음마식 엄지세워짚기로 천천히 살피면서 엄지 끝이 닿는 데까지 내려갔다가 태양경 2선을 따라 어깨뼈 가장자리를 따라 원위치로 올라온다. 이 부분은 폐와 심의 반응구이다. 이상이 느껴지면 한두 차례 더 반복한다. 요즘 화병(스트레스)이 많다 보니 이 부분에서 압통을 느끼는 사람이 많다.

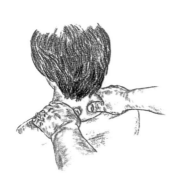 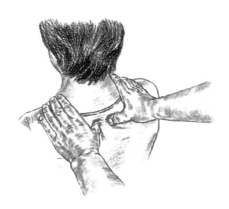

④ 어깨마루 움켜잡기

빗장뼈 위의 네 손가락머리와 어깨뼈 위의 엄지머리로 어깨마루의 근육을 크게 움켜잡고 잠시 압력을 유지했다가 슬며시 놓아주기를 두세 차례 반복한다.

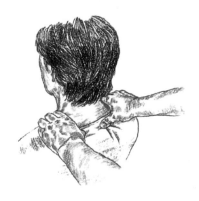

⑤ 어깨마루 짚어주기

왼손바닥은 왼쪽 어깨 끝을 덮고 오른손바닥은 7번 목뼈 부위를 덮은 채 양손 엄지 끝을 왼쪽 어깨마루 위에서 마주 대하게 하고서 걸음마식 엄지 세워짚기로 어깨마루 근육을 조금씩 자리를 옮겨가며 짚어준다. 다음에는 양손의 위치를 바꾸어 같은 요령으로 오른쪽 어깨마루를 짚어준다. 끝으로 '어깨마루 움켜잡기'를 한두 번 더 한다.

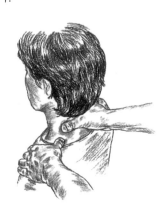

⑥ 목 풀어주기

주는 이는 받는 이의 좌후방에 자리 잡고서,

    (a) 왼손으로 앞이마를 가볍게 받쳐준 채 오른손은 네 손가락이 목덜미를 감싸고 엄지머리는 목 왼편 앞 부위에 오게 하고서 아래서부터 위로 조심스레 짚어 올라갔다가 내려온다.

    (b) 다음에는 목 옆 부위 목빗근을 위와 같은 요령으로 짚어 올라갔다가 내려온다.

    (c) 마지막으로 오른손 네 손가락을 목 오른편으로 돌리고 엄지로는 목 줄기 근육을 잡아 짚는다.

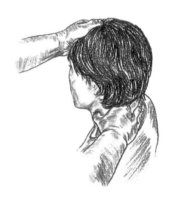

    다음에는 받는 이의 우후방으로 자리를 옮기고서, 오른손으로 앞이마를 받쳐준 채 왼손으로 위의 요령에 따라 목을 짚어 풀어준다.

    끝으로 '어깨마루 움켜잡기'를 한 두 번 더 한다.

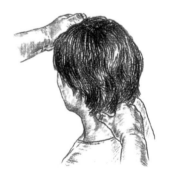

2) 팔과 손

① 위팔 잡아짚기

주는 이는 받는 이의 좌후방에 앉아서, 오른손은 받는 이의 왼팔 맨 위(겨드랑이 아래)를 움켜잡고 왼손은 바로 그 아래를 잡고서 제자리 걸음마식으로 몇 번 잡아 짚는다. 그다음 왼손은 위팔을 잡아 짚으며 팔꿈치까지 내려가고 오른손도 뒤따라 위팔을 잡아 짚으며 팔꿈치로 내려간다.

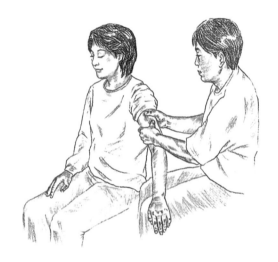

② 아래팔 전면경 손보기

양손 네 손가락은 아래팔 뒤쪽(후면경)을 감싸 쥐고 엄지머리는 앞쪽(전면경)에 오게 하고서 엄지로 옆에 있는 뼈(척골)보다 짧은 요골의 근육을 풀어준다. 다음에는 양손 엄지 끝을 세워 대장경의 경락을 잡아 짚으며 손목까지 내려가서 손목의 양계혈, 합곡혈을 손본다.

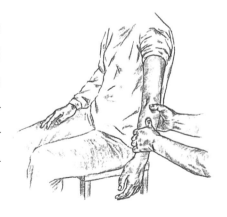

③ 아래팔 후면경 손보기

양손 엄지두덩으로 아래팔 앞쪽을 받쳐주고 양손 네 손가락 끝을 굽혀 팔꿈치서부터 손목까지 손의 심경 근육을 짚어 내려간다.

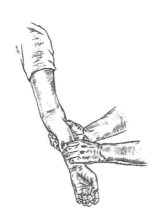

④ 아래팔 측면경 손보기

양손으로 왼쪽 아래팔을 잡는데, 네 손가락은 아래팔 안쪽 심포경에 가고 엄지머리는 바깥쪽 삼초경에 오도록 하고서 소양경과 동시에 궐음경을 걸음마식으로 짚으면서 손목까지 내려간다. 이때 내관혈과 외관혈도 동시에 몇 번 짚어준다.

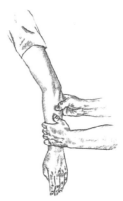

⑤ 손 주무르기

ⓐ 양손으로 받는 이의 왼손을 잡고서 우선 엄지머리로는 손목의 양경
혈들(양계, 양지, 완골)을, 가운뎃손가락머리로는 음경혈들(신문, 대릉,
태연)을 짚으면서 상태를 살핀다.

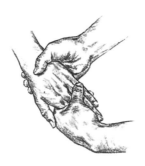

ⓑ 양손 엄지머리로는 손등을, 네 손가락 끝으로는 손바닥을 안팎으로
맞누르며 골고루 주물러 준다.

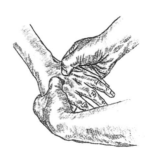

ⓒ 네 손가락을 압력받이로 삼고 양손 엄지머리로 손등의 손뼈 사이를
짚어밀기식으로 눌러주는데, 왼손 엄지는 엄지손가락과 집게손가락
뼈 사이를, 오른손 엄지는 새끼손가락과 넷째 손가락 뼈 사이를 짚어
밀면서 손목 쪽으로 올라갔다가 내려온다. 다음에는 넷째 손가락과
가운뎃손가락 사이를 동시에 짚어 밀면서 올라갔다가 내려온다.

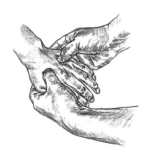

⒟ 그다음은 왼손으로 받는 이의 왼 손목을 잡아 고정한 채 오른손 엄지
와 집게손가락으로 새끼손가락을 잡아 짚고 주무르고 비틀어주고 잡
아당겨 주고, 나머지 손가락들도 똑같은 요령으로 차례차례 손본다.

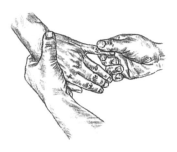

⒠ 왼손은 손목 위를, 오른손은 손끝을 잡고서 손목을 네댓 번 회전시
킨다. 여기까지 끝나면 주는 이는 받는 이의 우후방으로 옮겨 앉아서
같은 요령으로 오른쪽 팔과 손을 손본다.

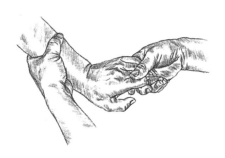

3) 앉은 자세에서 움직여주기

① 목 움직여주기

(a) 앞뒤로 굽히기: 받는 이는 허리를 곧추세우고 의자에 앉되 숨을 크게
한 번 내쉬면서 양어깨의 힘을 빼도록 한다. 주는 이는 받는 이의 우
후방에 선 채 오른손을 받는 이의 머리 위에 가볍게 얹고 왼손은 목
덜미 아래 7번 목뼈 부위를 덮어준다. 오른손에 약간 힘을 주어 받는
이 자신이 숨을 길게 내쉬면서 천천히 목을 앞으로 굽히도록 유도한
다. 받는 이는 목을 굽힌 채 숨을 들이쉬었다가 다시 천천히 내쉬면
서 목의 긴장을 이완시키는데, 이때 주는 이는 오른 손에 약간 힘을

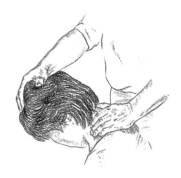

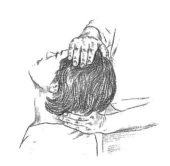

주어 받는 이가 조금만 목을 더 굽히도록 도와준다. 잠시 굽힌 자세를 그대로 유지한 후 숨을 들이쉬면서 고개를 들어 원자세로 돌아오게 한다. 주는 이는 받는 이와 호흡을 일치하도록 한다. 다음에는 오른손을 이마 위까지 내리고 왼손은 목덜미 쪽으로 약간 올리면서 받는 이 자신이 숨을 내쉬면서 목을 뒤로 젖히도록 유도한다. 받는 이는 목을 젖힌 채 숨을 들이쉬었다가 다시 천천히 내쉬면서 목의 긴장을 이완시키는데, 이때 주는 이는 오른손에 힘을 주고 왼손으로는 뒷머리를 받쳐 올리듯이 하면서 받는 이가 좀 더 목을 젖히도록 도와준다. 잠시 젖힌 자세를 유지한 후 숨을 들이쉬면서 고개를 바로 세워 원자세로 돌아오게 한다. 여기까지를 세 번 반복한다.

⒝ 좌우로 굽히기: 주는 이는 받는 이의 좌후방에 선 채 왼손은 받는 이의 오른쪽 머리 위에 얹고 오른손은 어깨를 감싸준다. 왼손은 약간 힘을 주어 받는 이 자신이 왼쪽으로 목을 굽히도록 유도하는데, 호흡을 비

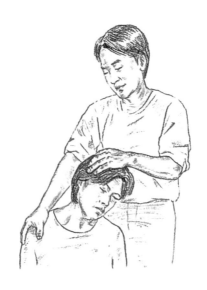

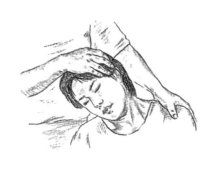

롯하여 그 밖의 모든 요령은 '앞
뒤로 굽히기'와 동일하다. 왼쪽
으로 세 번 연거푸 목을 굽힌 다
음에는 오른쪽으로도 세 번 굽
힌다. 목을 힘껏 굽힐 때는 반대
쪽 어깨가 위로 올라가지 않도
록 눌러준다.

ⓒ 좌우로 돌리기: 주는 이는 받는 이의 우후방에 선 채 양손바닥으로
받는 이의 옆머리를 가볍게 감싸고서, 위와 같은 요령으로 머리를 왼
쪽으로 연거푸 세 번 돌려주고 나서, 오른쪽으로도 세 번 돌려준다.

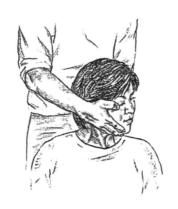

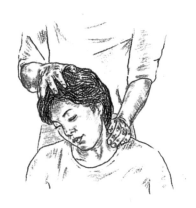

⒟ 둥글게 돌리기: 주는 이는 받는 이의 등 뒤에 선 채 왼손은 목덜미 아랫부위를 덮고 오른손은 머리 위에 가볍게 얹는다. 오른손에 약간 힘을 주어 받는 이가 일단 고개를 숙인 후에 왼쪽으로 천천히 머리를 회전하도록 유도한다. 받는 이는 목의 긴장을 이완시킨 상태에서 최대한 크게 원을 그리며 머리를 돌리는데 머리가 왼쪽 어깨 위로 갈때는 오른쪽 어깨를 아래로 내리고 오른쪽 어깨 위로 갈 때는 왼쪽 어깨를 아래로 내린다. 주는 이는 받는 이가 되도록 크게 원을 그리면서 머리를 돌리도록 조금씩 손에 힘을 주는 정도에 그친다. 왼쪽으로 돌리기를 3~5회 하고 나서 오른쪽으로도 3~5회 돌린다. 호흡은 머리가 아래에서(앞쪽으로) 위로(뒤쪽으로) 돌아갈 때는 들숨, 위에서 아래로 돌아갈 때는 날숨을 쉰다.

② 어깨 관절 돌리기

　받는 이는 목 운동할 때와 같은 자세를 취하고 주는 이는 그 좌후방에 자리 잡는다. 오른손으로 받는 이의 왼쪽 어깨 끝을 가볍게 감싸고, 왼손으로는 왼쪽 팔목을 잡아서 천천히 앞으로 쳐들어 올리는데 받는 이의 반응을 보아가면서 팔 전체를 위쪽으로 당겨 쭉 뻗어 올리게 한 후 잠시 그대로 당기고 있다가 천천히 뒤쪽으로 돌려 내린다. 호흡은 팔을 올릴 때 들숨, 뻗어 올리고 있을 때 날숨, 내릴 때 들숨, 다 내리고 나서 날숨, 다시 올릴 때 들숨을 쉬는데 두 사람의 호흡을 일치시키는 것이 중요하다. 이렇게 3~5회 반복한 후, 오른쪽 어깨 관절도 같은 요령으로 돌려준다.

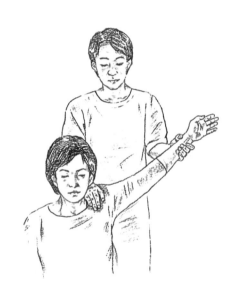

③ 팔꿈치 굽혀 늘여펴기

주는 이는 받는 이의 등 뒤에서 오른손을 받는 이의 어깨에 얹고, 받는 이에게 왼팔을 머리 위에 올려 손바닥을 앞으로 향한 채 팔뚝을 굽히게 한다. 숨을 내쉴 때 오른손으로 받는 이의 목 밑을 고정한 채 왼손으로는 팔꿈치를 안쪽으로 밀어 잠시 그대로 압력을 지속하고 나서 팔을 내리게 한다. 다음에는 손을 바꾸어 오른팔을 올려 굽히게 한 후 앞의 동작을 반복한다. 이렇게 좌우 각각 한두 차례 더 한다. 이것은 팔의 뒷면을 흐르는 경락(소음경과 태양경)을 늘여 펴는 운동법이다.

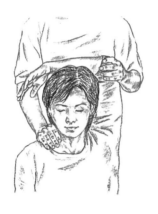
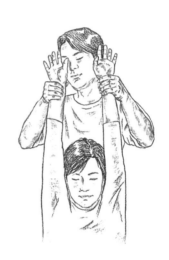

④ 양팔 위로 뻗어 올리기

주는 이는 받는 이에게 양팔을 머리 위로 곧추세워 올리게 한다. 숨을 내쉴 때 받는 이의 양쪽 손목을 잡고 손바닥을 앞으로 향하게 한 채 위로 한껏 뻗도록 도와준다. 한껏 뻗어 올린 자세를 잠시 유지한 후 팔을 내리게 한다. 한두 차례 더 반복한다. 이것은 팔의 측면을 흐르는 경락(궐음경과 삼초경)을 늘여 펴는 운동법이다.

⑤ 양팔 뒤로 늘여펴기

주는 이는 받는 이에게 양팔을 뒤쪽으로 곧추 뻗게 하되 양손바닥은 바깥쪽을 향하게 한다. 숨을 내쉴 때 양손으로 받는 이의 손목을 잡고 양쪽 손등이 맞닿도록 하면서 양팔을 위쪽으로 천천히 쳐들어 올린다. 한계점에서 잠시 압력을 유지한 후 팔을 내리게 한다. 이것은 팔의 앞면을 흐르는 경락(태음경과 양명경)을 늘여 펴는 운동법이다.

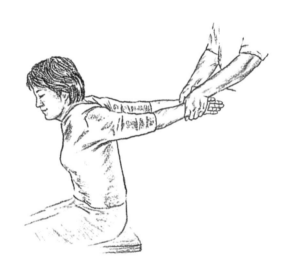

바로 누운 자세에서 약손 쓰기

바로 누운 자세에서는 신체의 앞부분을 손보게 된다. 뒷부분과는 달리 주요 감각기가 모여 있는 얼굴을 비롯하여 목의 앞부분, 가슴, 그리고 내장에 직접 자극이 전해지는 복부 등 매우 예민한 부분이 많다. 따라서 경험이 없는 사람은 두려움이 생길 수도 있으나 원칙만 잘 지키면 오히려 큰 효과를 보기도 한다. 바로 눕는 자세에는 특별히 유의할 사항은 없다. 다만 머리를 뒤로 묶었으면 푸는 것이 좋고, 베개는 너무 높지 않아야 한다. 양손은 배나 가슴 위에 얹지 말고, 몸통 양쪽에 내려놓는 것이 좋다.

1) 머리와 얼굴

① 머리, 얼굴 감싸주기

주는 이는 받는 이의 머리맡에 앉아서 양손바닥으로 가볍게 옆머리와 옆얼굴을 감싼 채 잠시 호흡을 고른다. 이때 양손 엄지머리는 앞이마를, 네 손가락은 관자놀이와 뺨을 덮도록 한다.

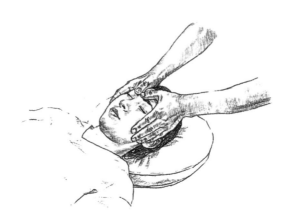

② 독맥과 정수리 짚기

양손 엄지머리로 독맥을 짚고 이마 앞쪽에서 정수리(백회혈)까지 걸음마식으로 천천히 짚어 올라간 후 엄지머리를 겹쳐서 백회혈 짚기를 반복한다.

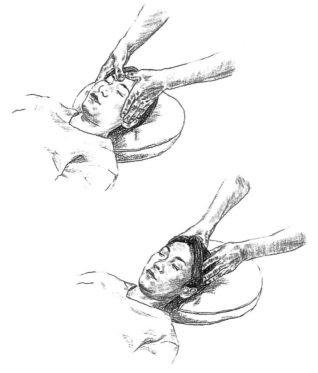

③ 열 손가락 세워 머리 짚기

열 손가락 끝으로 앞머리와 옆머리를 골고루 짚어준다. 손끝에 오목하게 느껴지는 곳이 있으면 두세 번 더 짚는다.

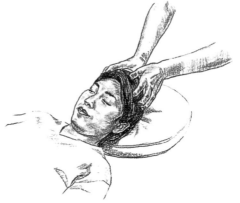

④ 이맛살 펴주기

양손 네 손가락머리로 눈썹 위에서부터 앞머리 가장자리까지 앞이마를
가볍게 쓸어 올린 후, 엄지머리로 이맛살을 좌우로 펴준다.

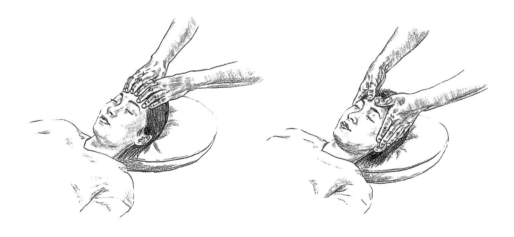

⑤ 눈둘레뼈 짚어주기

양손 뿌리를 앞머리에 얹고서 네 손가락머리로 눈둘레뼈 위쪽을 몇 번
짚는다. 다음에는 아래쪽을 엄지로 짚는다. 이때 눈 둘레의 혈자리들도 잘
살피도록 한다.

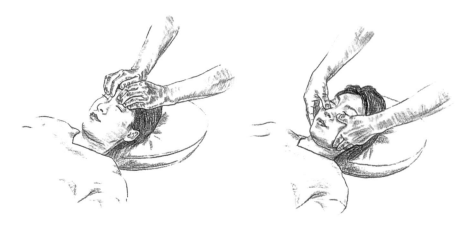

⑥ 관자놀이 짚어돌리기

네 손가락을 한데 모아 손가락
머리로 양쪽 관자놀이를 짚어 돌
리되 처음에는 가볍고 느리게,
나중에는 무겁고 빠르게 손을 놀
린다. 10~20회 반복한다.

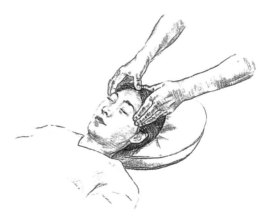

⑦ 코 기슭 문지르기

양손 집게손가락과 가운뎃손가락으로 코의 양쪽 기슭을 짚어 내려간 후
다시 그 자리를 아래위로 가볍게 마찰한다. 다음에는 네 손가락머리로 광
대뼈 부위를 골고루 짚어준다.

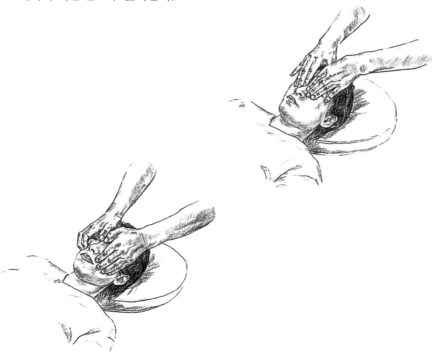

⑧ 턱뼈 짚기

양손 엄지와 집게손가락으로 턱뼈 가장자리를 귀밑에서 아래쪽으로, 다시 귀밑으로 조금씩 손을 옮겨가면서 잡아 짚는다.

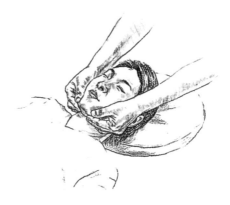

⑨ 얼굴 덮어주기

양손바닥으로 부드럽게 얼굴 전체를 덮고서 잠시 숨결을 고른다.

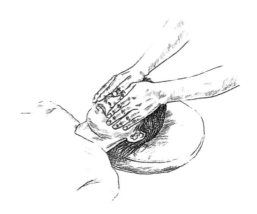

2) 목과 어깨, 가슴

① 어깨마루 잡아짚기

주는 이는 계속 의자에 앉은 채, 얼굴을 덮었던 양손바닥을 아래로 미끄러뜨리듯이 옆목을 쓸어내려 어깨에 이르면, 엄지는 빗장뼈 위에, 네 손가락은 등 쪽으로 가게 하여 양쪽 어깨마루 근육을 지그시 움켜잡고서 반응을 살핀다. 다음에는 좌우 교대로 몇 차례 잡아짚기를 반복한다.

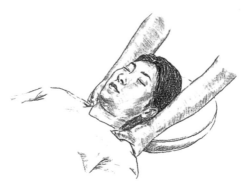

② 가슴의 폐경, 심경 손보기

손가락의 위치를 바꾸어 네 손가락머리는 빗장뼈 아래 가슴 위로, 엄지머리는 어깨마루로 가게 하여, 엄지는 걸음마식으로 어깨마루 근육을 내리누르는 동시에 네 손가락머리로는 빗장뼈 아래 폐경과 심경 부위를 골고루 짚어준다. 특히 어깨 관절 앞의 중부혈을 차분하게 손보도록 한다.

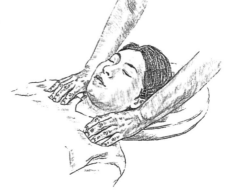

③ 양손으로 목줄기 풀어주기

양손바닥을 목 밑에 넣어 목 전체를 잠시 감싸준 후, 양손 끝으로 목을 치받치듯이 하면서 목뼈 양쪽의 근육(태양경)을 아래위로 오르내리며 가벼운 짚어돌리기로 풀어준다.

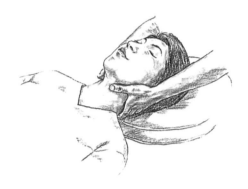

④ 한손으로 목줄기 풀어주기

이번에는 오른손바닥을 목 밑에 깊숙이 넣는데, 손끝은 목 왼쪽으로 나오고 엄지는 오른쪽 옆목을 감싸는 모양이 된다. 왼손은 왼쪽 귀 부위를 감싸준다. 오른손 끝을 천천히 움직여 왼쪽 목덜미 근육을 아래위로 오르내리며 풀어준다.

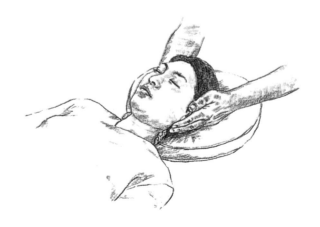

⑤ 한 손으로 목빗근 풀어주기

받는 이의 얼굴을 조금 왼쪽으로 돌리게 하고 오른손 엄지두덩과 엄지손가락으로 오른쪽 목빗근을 감싸 짚기로 몇 번 짚어주고 나서 다시 엄지머리로 아래위를 오가며 가벼운 짚어 밀기 또는 짚어 돌리기로 긴장을 풀어준다. 다음에는 왼손바닥을 목 밑에 깊숙이 넣고서 위와 똑같은 요령으로 오른쪽 목덜미 근육과 왼쪽 목빗근을 풀어준다.

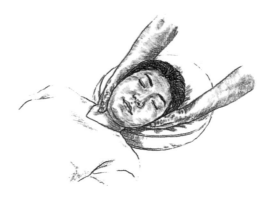

⑥ 목뼈 손보기

양손 가운뎃손가락으로 목뼈 사이사이를 늘여 펴듯이 당겨 올리면서 아래서부터 뒤통수뼈 가장자리까지 짚어 올라간다. 다음에는 네 손가락 끝을 세워 머리를 받치듯이 하면서 가장자리를 양쪽 귀 뒤쪽까지 골고루 짚어준다. 뒤통수뼈 아래의 천주혈(방광경), 풍지혈(담경)도 잘 살펴서 손본다.

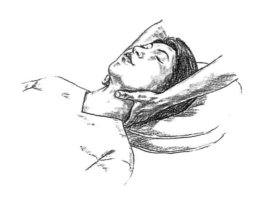

⑦ 목 잡아 늘여펴기

양손바닥으로 목을 감싸 쥐되 손뿌리가 뒤통수뼈 가장자리에 걸리게 하고서, 팔꿈치를 펴고 윗몸을 뒤로 젖히면서 받는 이의 목을 위로 당겨 늘여펴 준다. 이때 받는 이는 숨을 길게 내쉬도록 일러준다.

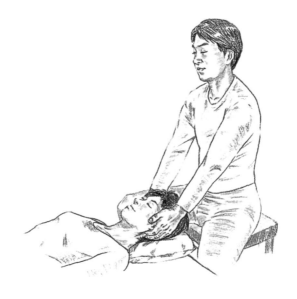

⑧ 좌우로 목 굽히기

오른손바닥으로 옆머리를 감싸 쥐고, 왼손으로는 왼쪽 목 밑을 받쳐주면서 받는 이의 목을 천천히 왼쪽으로 한껏 굽혀준다. 다음에는 손의 위치를 바꾸어 오른쪽으로 한껏 굽혀준다.

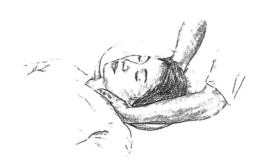

⑨ 앞으로 목 굽히기

주는 이는 양쪽 팔목을 교차시켜 왼손바닥으로는 받는 이의 오른쪽 어깨 끝을, 오른손바닥으로는 왼쪽 어깨 끝을 감싼 채 몸을 일으키면서 팔뚝 위에 놓인 머리를 천천히 쳐들어 앞으로 굽혀주면서 목줄기와 등줄기를 늘여 펴 준다. 이것을 두세 번 반복한다.

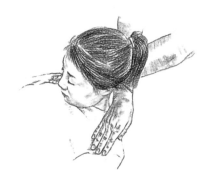

⑩ 어깨 관절 감싸짚기

주는 이는 의자에서 몸을 일으키면서 양손바닥으로 좌우 어깨 끝 관절 부위를 부드럽게 감싸고 천천히 몸무게를 실어 지그시 짚어준다. 다음에는 제자리 걸음마식으로 몇 차례 짚은 후 다시 한번 좌우 어깨 끝을 감싸 짚어 가슴을 펴준다.

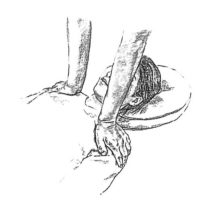

3) 팔과 손

① 태음경, 양명경, 소양경 짚기

주는 이는 받는 이의 왼쪽 어깨 옆으로 자리를 옮기면서 양손으로 위팔을 움켜잡고 걸음마식 덮어짚기와 엄지세워짚기로 태음경, 양명경, 소양경을 짚어 내려간다. 도중에 공최혈(폐경), 곡지혈(대장경), 수삼리혈(대장경), 외관혈(삼초경)을 잘 살펴서 손본다.

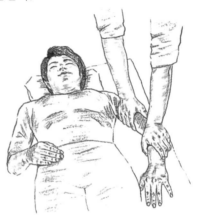

② 궐음경, 소음경 짚기

주는 이는 받는 이의 몸통 앞에 자리잡고 의자에 앉으면서 양손으로 위팔을 잡아 벌리게 하고, 겨드랑이 아래서부터 손목까지 걸음마식 잡아짚기와 엄지세워짚기로 궐음경과 소음경을 짚어 내려간다. 도중에 아래팔의 내관혈(심포경), 신문혈(심경) 등을 손본다.

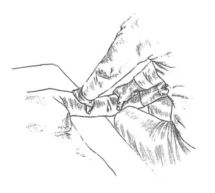

③ 손 주무르기

양손으로 받는 이의 왼손을 잡고서 엄지머리로는 손등을, 네 손가락 끝으로는 손바닥을 안팎으로 맞누르며 골고루 주물러 준다. 손가락을 하나씩 잡고 비틀어 준 후 손끝을 잡고 손목을 회전시킨다.

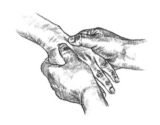

④ 팔 당겨 펴기

의자에서 몸을 일으키면서 오른손으로 받는 이의 손목을 잡고 팔을 들어올려 왼손바닥으로 겨드랑이를 감싸 짚어주고 나서, 머리맡으로 자리를 옮겨 양손으로 왼 손목을 잡고서 위로 당겨 왼팔을 한껏 늘여 펴 준다.

다음에는 받는 이의 오른쪽으로 자리를 옮겨 위의 요령으로 오른팔과 손을 손본다.

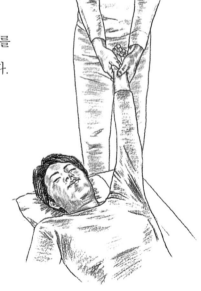

4) 배

① 윗배에 손얹기

주는 이는 받는 이의 오른편에 자리 잡고 의자에 앉거나 일어선 채 손얹기 요령에 따라 오른손바닥을 받는 이의 상복부에 얹고서 네댓 번 호흡하는 동안 그대로 배의 상태를 살핀다. 이때 손뿌리는 배꼽을 덮고 손끝은 명치 부위를 향하게 한다.

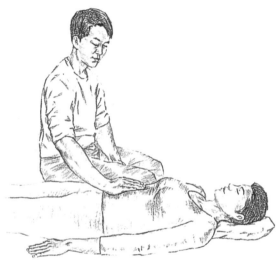

② 아랫배에 손얹기

오른손바닥을 미끄러뜨리듯이 아래로 내려 네댓 번 호흡하는 동안 손을 얹은 채 아랫배를 살피는데, 손가락머리는 배꼽을, 손바닥은 아랫배를 덮도록 한다.

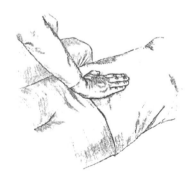

③ 배 감싸주기

의자에서 일어나 양손바닥으로 배를 감싼 채 네댓 번 조용히 호흡하면서 배의 긴장이 풀리기를 기다린다.

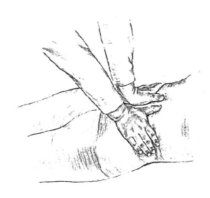

④ 배꼽부위 짚어주기

왼손바닥으로 배꼽부위를 덮고, 그 위에 오른손바닥을 얹고서 잠시 가벼운 압력을 지속하여 뱃속이 안정되도록 한다.

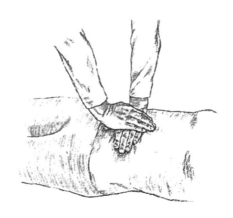

배의 내장구 살피기

약손요법은 각 내장구를 따로따로 떼어내 보지 않고 배 전체를 하나로 보고 살핀다. 이렇게 배 전체를 보고 난 후에 각 내장구를 살피는데, 내장구에 나타난 자각증상이나 잠복증상은 특정 장기에 결부시키기보다는 팔다리의 경락이나 등허리의 수혈과 결부시켜 '경락 살피기'의 일환으로 살펴야 한다. 예를 들어 배 심구의 아픔은 손에 있는 심경의 이상으로 보고, 배 위구의 긴장은 위경의 경락이나 등의 위수혈도 같이 살펴야 한다는 뜻이다.

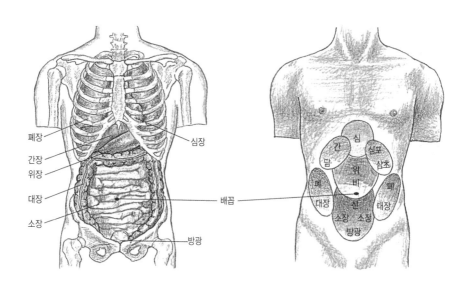

5) 넓적다리 앞쪽

① 오른쪽 넓적다리 풀어주기

주는 이는 일어선 자세로, 왼손바닥은 배꼽을 계속 덮은 채 오른손바닥으로 오른쪽 넓적다리 위경(앞쪽) 부위를 맨 위에서 무릎까지 조금씩 손을 옮겨 가며 덮어 짚어 내려갔다가, 엄지세워짚기로 되돌아 올라온다.

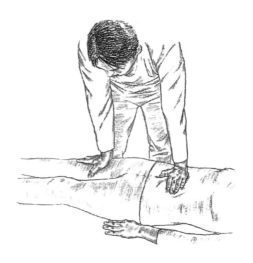

② 왼쪽 넓적다리 풀어주기

이번에는 왼쪽 넓적다리 앞쪽(위경) 부위를 덮어짚기로 무릎까지 내려갔다가 엄지세워짚기로 되돌아 올라온다.

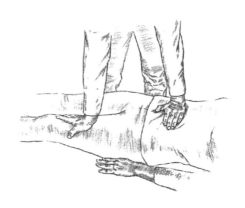

③ 골반 펴주기

양손바닥을 좌우 넓적다리 맨 위에 얹고서 골반을 펴주듯이 엉덩뼈 가장자리를 지그시 덮어준다.

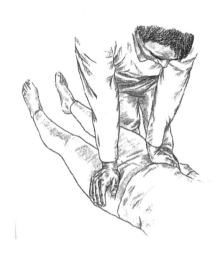

④ 양쪽 넓적다리 짚어주기

좌우 넓적다리 앞쪽을 걸음마식으로 감싸 짚으면서 무릎까지 내려오나. 양쪽 무릎 관절과 무릎뼈 둘레도 엄지머리로 꼼꼼히 짚어준다.

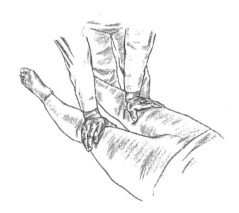

6) 오른다리 바깥쪽

① 오른쪽 넓적다리 바깥쪽 짚기

다리 바깥쪽의 소양경을 손보려면 주는 이는 자세를 낮추기 위해 의자에 있는 편이 유리하다. 걸음마식 잡아짚기로 넓적다리의 소양경을 위에서 아래로 무릎까지 짚어준다. 노중에 풍시혈(담경)의 압통 유무를 살핀다.

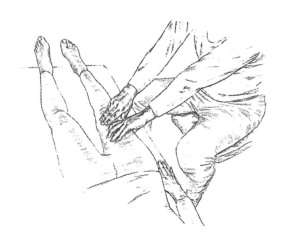

② 아랫다리 바깥쪽 짚기

무릎 아래 족삼리혈(위경)에서부터 발목의 해계혈(위경)까지 위경을 따라 걸음마식 엄지세워짚기로 내려갔다가 다시 올라온다. 다음에는 양릉천

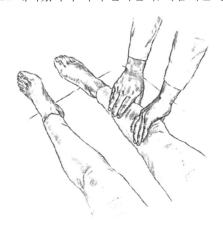

혈(담경)에서부터 발목의 구허혈(담경)까지 담경을 따라 걸음마식 엄지세
워짚기로 내려갔다가 다시 올라온다.

③ 발목, 발등, 발가락 손보기

걸음마식 잡아짚기로 무릎 아래에서부터 발목까지 아랫다리 전체를 움
켜잡듯이 하면서 내려간 후, 양손으로 발목과 발을 잡고서 발목의 해계혈
(위경)과 구허혈(담경) 그리고 충양혈(위경), 족임읍혈(담경)을 중심으로 발
등과 발가락을 골고루 손본다.

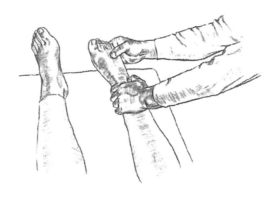

7) 왼다리 안쪽

① 발바닥과 발목 손보기

주는 이는 의자에서 일어나 양손으로 왼쪽 발을 잡고서 엄지를 세워 발바닥과 발뒤꿈치를 골고루 짚는데, 발바닥의 용천혈(신경), 태백혈(비경), 복사뼈 주위의 태계혈(신경), 조해혈(신경)과 발목의 상구혈(비경), 중봉혈(간경) 등을 중점적으로 손본다.

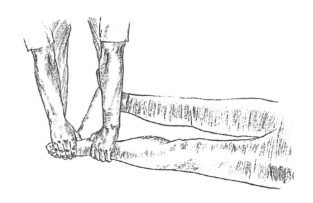

② 아랫다리 안쪽 짚기

왼쪽 무릎을 바깥쪽으로 굽혀 다리 안쪽을 드러나게 하고서 걸음마식 덮어짚기로 발목에서 무릎까지 발의 삼음(三陰)경 부위를 덮어 짚으며 올라갔다가, 종아리 안쪽을 거머잡듯이 짚으면서 발목까지 내려온다.

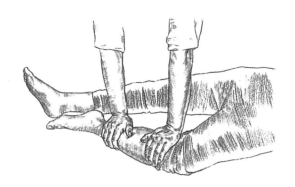

③ 정강이뼈 안쪽 살피기

이번에는 양쪽 엄지세워짚기로 왼쪽 발목에서부터 정강뼈 안쪽(간경)과 정강뼈 안쪽 가장자리(비경)를 따라 무릎까지 올라간다. 도중에 복사뼈 위쪽 삼음교혈(비경), 무릎 아래쪽 음릉천혈(비경) 등을 잘 살펴서 손본다.

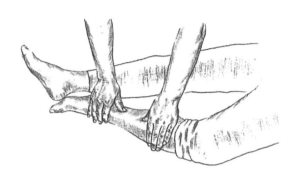

④ 넓적다리 안쪽

양손 걸음마식 덮어짚기로 왼쪽 무릎에서 서혜부(샅)까지 부드럽게 짚어주면서 올라갔다가, 엄지세워짚기로 다시 무릎까지 내려온다. 다음에는 받는 이의 무릎을 바깥쪽으로 좀 더 깊게 굽히고서 덮어짚기와 엄지세워짚기로 간경과 신경 부위를 잘 풀어준다.

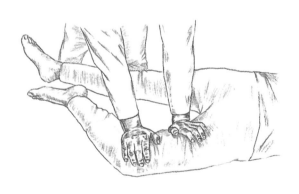

8) 오른다리 안쪽

주는 이는 받는 이의 왼발 바깥쪽으로 자리를 옮긴 후, 양손으로 오른발을 잡고서 엄지를 세워 발바닥과 발뒤꿈치를 짚는데, 이와 같은 요령으로 오른다리 안쪽을 손본다.

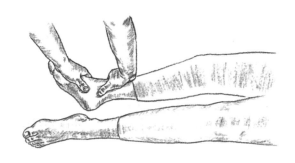

9) 왼다리 바깥쪽

주는 이는 받는 이의 왼쪽 넓적다리 바깥쪽에 자리 잡고서 의자에 앉는 자세로 왼쪽 넓적다리 담경을 잡아 짚으며 무릎 쪽으로 내려가는데, 이와 같은 요령으로 왼다리 바깥쪽(소양경)을 손본다.

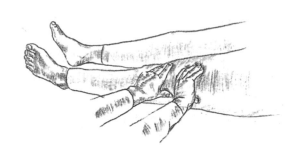

10) 발 주무르기

① 발등 쓸어주기

주는 이는 받는 이의 발치에 자리 잡는다. 양손바닥으로 왼쪽 발을 감싸듯이 잡는데, 엄지는 발등을 덮고 네 손가락은 발바닥을 받쳐준다. 양손 엄지머리로 발등 가운데서 바깥쪽으로 밀어내듯이 하면서 발등을 몇 번 쓸어준다.

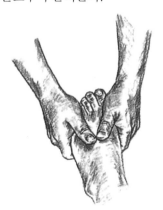

② 발바닥 주무르기

양손 엄지 두덩으로 발등을 덮어 압력받이로 삼고 네 손가락을 굽혀 손끝으로 발바닥을 올려 누르면서 골고루 주물러준다.

③ 발뼈 사이 짚어 밀기

이번에는 네 손가락을 압력받이로 삼고 양손 엄지머리로 발등의 발뼈 사이를 짚어주는데, 왼손 엄지는 엄지발가락과 둘째 발가락 뼈 사이를, 오른손 엄지는 새끼발가락과 넷째 발가락 뼈 사이를 짚어 밀면서 발목 쪽으로 올라갔다가 내려온다. 다음에는 둘째와 가운뎃발가락 뼈 사이, 넷째와 가운뎃발가락 뼈 사이를 동시에 짚어 밀면서 올라갔다가 내려온다.

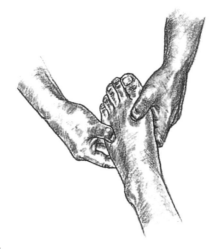

④ 발가락 주무르기

왼손으로 왼발을 잡고 오른손 엄지와 집게손가락, 가운뎃손가락으로 발가락을 하나씩 주무르고 비틀어준다. 다음에는 받는 이의 오른발을 이와 같은 요령으로 손본다.

11) 바로 누운 자세에서 움직여주기

① 발목 돌려주기

주는 이는 받는 이의 오른쪽 발치에 자리 잡는다. 왼손으로 왼쪽 발목을 잡고 오른손으로는 왼발을 잡고서 천천히 발목을 회전시킨다. 되도록 큰 원을 그리게 하면서 대여섯 번 돌리고 나서 반대 방향으로도 돌려준다. 다음에는 오른쪽 발목도 같은 요령으로 돌린다. 발목 돌리기는 두면부와 원통에서 발가락 끝까지 뻗은 여섯 경락을 한꺼번에 조절할 수 있는 유일한 방법이다.

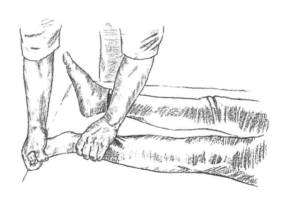

② 태양경 늘여주기

주는 이는 받는 이의 발치에 선 자세를 취하고, 오른손으로 받는 이의 왼발을 들어 올리면서 왼손으로는 발뒤꿈치를 잡는다. 받는 이에게 무릎을 펴고 다리 힘을 빼도록 이르고 나서, 왼쪽으로는 발뒤꿈치를 당기듯이 하면서 오른손으로는 발끝을 발등 쪽으로 천천히 최대한으로 밀어준다. 다리의 태양경을 최대한 늘여 펴기 위함이다. 다음에는 발끝을 내려 굽혔던 발목을 완전히 펴게 한다. 이것을 두서너 번 반복한다.

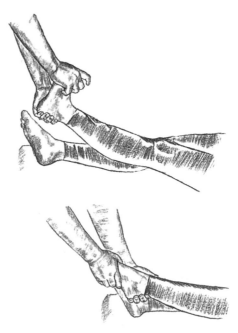

③ 무릎 관절 늦춰주기

왼발을 그대로 들어 올린 채 오른손으로 발끝을 오른쪽으로 내리누르면서 왼손으로는 발뒤꿈치 위쪽을 조금 쳐들어 발목과 무릎 관절을 비틀어준다. 다음에는 손을 바꾸어 반대 방향으로 비틀어주는데, 이것을 두세 번 반복하여 발목과 무릎 관절을 이완시킨 후 다리를 내려놓는다. 이번에는 오른발에 같은 동작을 취한다.

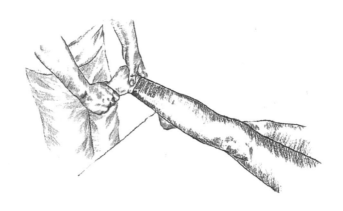

④ 무릎 굽혀 펴기

주는 이는 받는 이의 오른쪽에 자리 잡는다. 양손으로 왼쪽 다리를 잡고 무릎을 굽혀 가슴 쪽으로 천천히 눌러주고 나서 발목을 잡고 아래쪽으로 무릎을 탁 펴게 한다. 한 번 더 한 다음 오른쪽 다리를 잡고서 똑같은 모양으로 무릎을 굽혔다 폈다 한다. 마지막으로 양 무릎을 함께 굽혀 가슴 쪽으로 깊이 눌러 준다. 발의 앞(양명경)과 뒤(태양경)을 늘여 펴서 허리의 이상을 해소하기 위함이다.

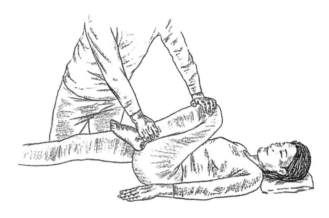

⑤ 비구 관절 돌리기

양다리를 내려놓고 나서, 이번에는 오른쪽 다리를 잡고 무릎을 굽힌 후 바깥쪽으로 돌려 내리면서 무릎을 펴게 한다. 다음에는 무릎을 굽힌 후 안쪽으로 돌려 내리면서 무릎을 펴게 한다. 이것을 두세 번 반복하고 나서 왼쪽 다리를 잡고 똑같은 요령으로 반복한다. 고관절의 이상을 교정하는 효과가 있다.

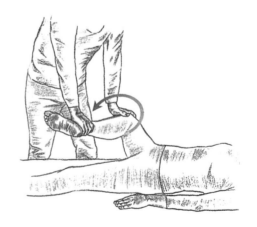

⑥ 몸통 비틀어 펴기

오른손으로 오른쪽 무릎 뒤를 잡아 골반을 뒤쪽으로 돌리면서 오른쪽 다리를 평상 왼쪽 가장자리 아래로 떨어뜨리게 하면서 몸 전체를 크게 비틀도록 도와준다. 이때 왼손바닥은 받는 이의 오른쪽 어깨를 부드럽게 덮어 짚는다. 원자세로 돌아가게 한 후 다시 한번 하고 나서, 왼쪽 다리를 잡고 똑같은 요령으로 반복한다. 이것은 척추 교정법이 아니라 등줄기와 발의 태양경(뒤)과 소양경(옆)을 늘여 펴기 위한 운동이다.

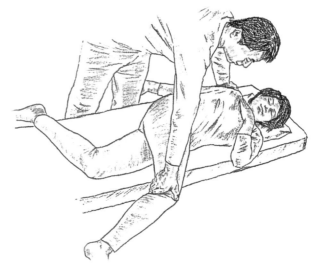

⑦ 엉덩이 떨어뜨리기

주는 이는 받는 이의 발치로 자리를 옮긴다. 양 무릎을 수직으로 세우게 한 후 그 무릎을 양손으로 감싸 쥐고서 받는 이에게 엉덩이를 한껏 쳐들어 올리도록 이른다. 받는 이가 엉덩이를 바싹 쳐든 자세를 5~6초 유지하고 있는 동안 계속해서 양 무릎을 얼굴 쪽으로 밀어준 후, '하나 둘 셋' 구호와 함께 받는 이가 무릎을 쫙 펴면서 엉덩이를 탁 떨어뜨리도록 하는데, 이때 받는 이는 발목 뒤쪽을 가볍게 털어준다. 비뚤어진 골반이 바로 잡히는 효과가 있다. 당연히 임신 중인 여성에게는 할 수 없는 동작이다.

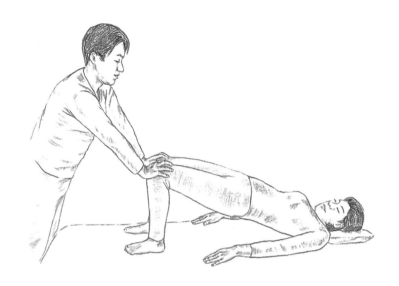

⑧ 팔 잡아당기기

주는 이는 받는 이의 머리맡으로 자리를 옮긴다. 받는 이의 양쪽 손목을 잡고 머리 위로 뻗어 올리게 한 후, 팔꿈치를 펴고 윗몸을 뒤로 젖히면서 양팔을 잡아당긴다. 4~5초 그대로 당기고 있다가 양팔을 늦추고 나서, 이번에는 왼쪽 팔만을 잡아당기고, 그다음에는 오른쪽 팔만을 잡아당긴다. 마지막으로 다시 양팔을 함께 잡아당긴 다음, 양팔을 잡아당긴 채로 흔들어서 온몸에 진동이 파급되도록 한다.

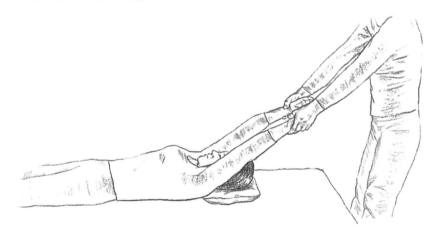

모로 누운 자세에서 약손 쓰기

모로 누운 자세는 압력에 대한 안정감이 부족하여 약손 쓰기에는 적합한 자세가 아니다. 그래도 수술 자리 때문에 엎드리거나 바로 누운 자세를 취할 수 없는 환자의 경우에는 어쩔 수 없이 조심스럽게 할 수밖에 없다. 약손을 받을 반신을 위로 오게 하는데 위쪽 다리는 조금 굽히고 그 밑에 두툼한 방석을 받쳐준다. 베개도 좀 높은 것이 좋다.

좌반신이 위로 오는 것을 기준으로 설명하겠다. 우반신은 좌반신과 똑같은 요령으로 손보면 된다.

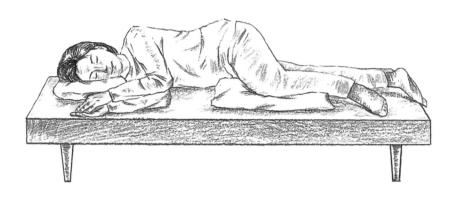

1) 머리와 목

① 옆머리와 뒷머리 짚어주기

받는 이는 좌반신을 위로하고 눕는다. 주는 이는 받는 이의 머리 뒤에 자리 잡고 앉아서 오른손을 받는 이의 이마에 가볍게 대고 왼손 다섯 손가락을 모두 세워 정수리부터 시작해서 왼쪽 옆머리와 뒷머리를 골고루 짚어준다. 시작할 때는 아주 부드럽게 천천히 짚으며, 반응을 살피고 나서 압력의 강도를 조절한다.

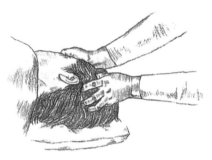

② 뒤통수뼈 가장자리 살피기

오른손으로는 계속 받는 이의 이마를 받쳐준 채 왼손 다섯 손가락을 세워 귀 뒤쪽에서부터 뒤통수뼈 가장자리를 중앙선 독맥까지 짚어 올리듯이 하면서 긴장도와 압통 유무를 살피고, 이상이 있으면 차분하게 손보도록 한다. 특히 뒤통수뼈 밑의 풍지(담경), 천주(방광경), 풍부(독맥) 등에 중점을 둔다.

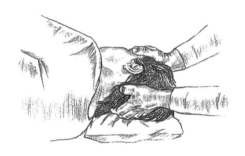

③ 목 풀어주기

오른손은 여전히 이마를 받쳐준 채 왼손은 네 손가락이 목덜미를 감싸고 엄지머리 끝은 목 앞쪽의 동맥 부위에 오게 하고서 아래서부터 위로 조심스럽게 짚어 올라갔다가 내려온다. 다음에는 왼손을 뒤쪽으로 조금 돌려 엄지머리가 목 옆쪽의 목빗근에 오게 하고서 아래에서 위로 조심스레 짚어 올라갔다가 내려온다. 마지막으로 왼손 네 손가락을 목덜미 아래로 찔러 넣듯이 하고 엄지와 함께 목줄기 근육을 잡아 짚는다.

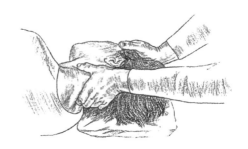

2) 어깨와 팔

① 어깨 감싸 내리기

주는 이는 받는 이의 등 뒤에 자리 잡고서, 양손바닥으로 앞뒤에서 왼쪽 어깨마루를 감싼 채 조용히 아래로 끌어내린다. 다음에는 네 손가락 끝을 굽혀 어깨마루를 걸음마식으로 몇 차례 짚어준다.

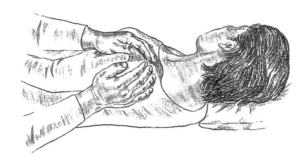

② 어깨뼈 가장자리 손보기

왼손으로 어깨뼈를 감싸 쥔 채 오른손바닥을 왼쪽 어깨뼈(견갑골)에 대고서 엄지머리로 바깥쪽 가장자리에서 아래쪽 가장자리까지 한두 차례 꼼꼼히 짚어준다.

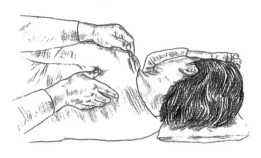

③ 겨드랑이 뒤쪽 풀어주기

받는 이의 팔꿈치를 얼굴 앞으로 올리게 하고서, 양손으로 겨드랑이 뒤쪽의 근육(넓은 등근, 삼각근 후면)을 잡아 짚어서 이완시킨다.

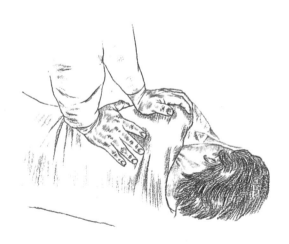

④ 위팔 잡아짚기

오른손으로 어깨 끝을 감싸 쥔 채 왼손으로 위팔을 팔꿈치까지 잡아 짚으며 내려간다. 다음에는 왼손으로 팔꿈치 아래를 감싸 쥔 채 오른손으로 위팔을 팔꿈치까지 잡아 짚으며 내려간다.

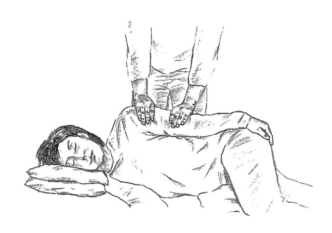

⑤ 아래팔 잡아짚기

오른손으로 팔꿈치를 감싸 쥔 채 왼손으로 아래팔을 손목까지 잡아 짚으며 내려간다. 다음에는 왼손으로 손목을 잡은 채 오른손으로 아래팔을 손목까지 잡아 짚으며 내려간다.

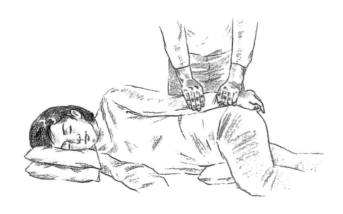

⑥ 팔 당겨 펴주기

양손으로 손목을 잡고 왼팔을 몸통의 수직 방향으로 당겨 펴주고 나서, 다음에는 머리 위쪽으로 다시 한번 당겨 펴 준다.

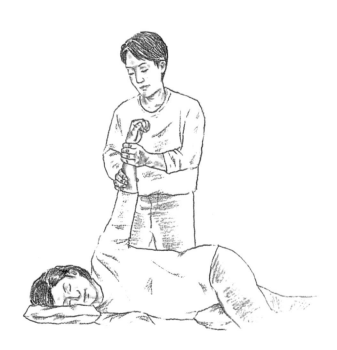

3) 옆구리와 엉덩이, 다리 바깥쪽

① 등줄기 손보기

주는 이는 받는 이의 등 뒤쪽에 앉아서, 왼손으로 왼쪽 어깨 끝을 잡고 몸통을 고정한 채 오른손 엄지세워싶기로 척추 양쪽 능술기를 위에서 아래로 차근차근 짚어 내려간다. 능술기 아래쪽을 잡을 때는 왼손이 옆구리를 감싸주어야 한다.

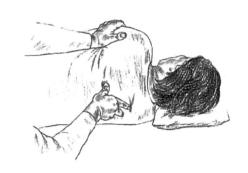

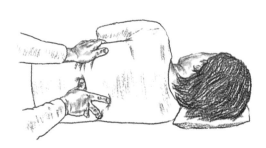

② 옆구리 감싸주기

양손바닥으로 왼쪽 옆구리를 감싸고서 엄지두덩과 네 손가락에 고루 힘을 주어 옆구리 갈비뼈 부위를 위에서 아래로 가볍게 짚어 내려간다. 특히 아래쪽 갈비뼈(11, 12 늑골)에는 급격한 압력이 가해지지 않도록 유의한다.

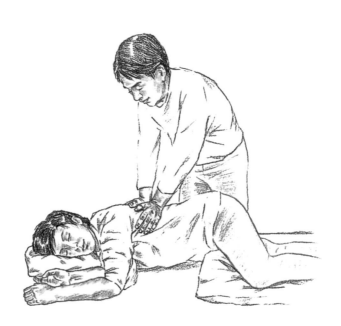

③ 옆구리 짚어주기

계속해서 위와 같은 동작으로 옆 허리(뼈가 없는 잔허리 부위)를 짚는데, 짚기 동작은 완만해야 하나 압력은 뱃속 깊이 미치도록 한다. 폐 대장의 내장구에 해당하는 부위이다.

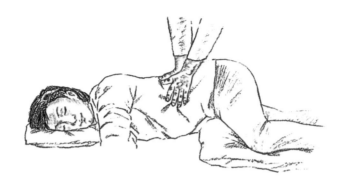

④ 환도혈 짚기

주는 이는 같은 자리에서 받는 이의 발치 쪽으로 몸의 방향을 돌린다. 손을 모아 엄지 짚기로 엉치뼈 왼쪽 가장자리에서부터 왼쪽 엉덩이를 고루 짚어주는데, 그중 환도혈을 잘 살피도록 한다. 환도혈은 좌골신경이 지나는 곳이므로 다리와 발의 모든 이상이 반영된다.

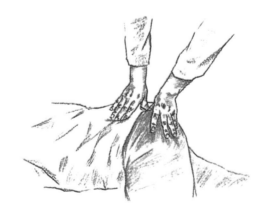

⑤ 넓적다리 바깥쪽 손보기

오른손으로 비구 관절 부위를 짚고 왼손 덮어짚기로 소양경을 따라 무릎까지 내려간 다음, 이번에는 왼손으로 무릎 부위를 고정한 채 오른손 엄지로 태양경을 따라 무릎까지 짚어 내려간다.

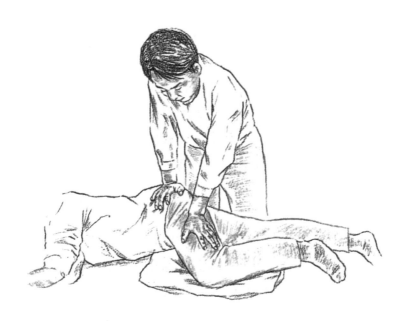

⑥ 아랫다리 바깥쪽 손보기

무릎 아래에서 발목까지 태양경을 따라 걸음마식 엄지세워짚기로 내려갔다가 다시 올라온다. 다음에는 종아리뼈 앞쪽 소양경을 따라 걸음마식 엄지세워 짚기로 발목까지 내려갔다가 다시 올라온다.

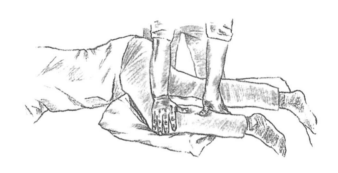

⑦ 오른다리 안쪽 풀어주기

모로 누운 자세를 취하면 아래로 가는 쪽 다리의 안쪽, 특히 넓적다리의 궐음경을 손보기가 아주 수월하다.

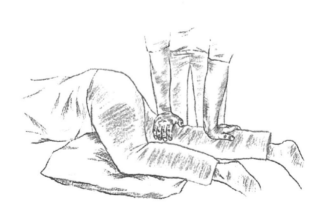